ABRÉGÉ

DE

L'ANATOMIE

DU CORPS HUMAIN,

Où l'on donne une description courte &
exacte des Parties qui le composent,
avec leurs usages.

*Par M. *** Chirurgien - Juré de Paris.*

Troisiéme Edition, revûë & corrigée.

TOME PREMIER.

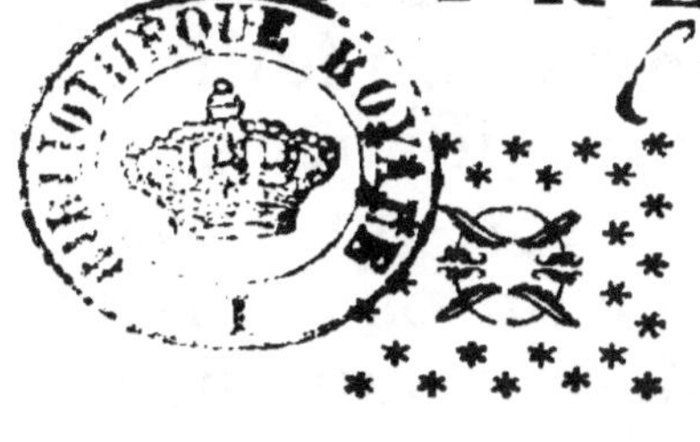

A PARIS,

De l'Imprimerie de P. G. Le Mercier,
Imprimeur-Libraire ordinaire de la Ville,
ruë S. Jacques, au Livre d'or.

M. DCC. XLVI.

Avec Approbation & Privilége du Roy.

LES avantages que la Chirurgie retire de l'Anatomie, font aujourd'hui si généralement reconnus, qu'il n'y a aucun de ceux qui se destinent à la pratique de cet Art, qui ne tâche auparavant d'acquérir les connoissances que l'Anatomie fournit. En effet, comme la Chirurgie a pour objet le rétablissement des Parties solides du Corps Humain dans leur état naturel, comment pourroit-elle réussir à les rétablir sans une connoissance parfaite de cet état ? Pourroit-on, par-éxemple, faire rentrer un os sorti de sa place, sans connoître comment il étoit joint avec ceux dont il est alors séparé ? Non sans doute ; à moins que le hasard ne favorisât l'entreprise. Un Chirurgien, s'il ignore l'Anatomie, peut-il faire une incision un peu profonde dans quelque endroit du Corps que ce soit, sans risquer d'ouvrir quelque Artére considérable, ou de blesser quelque Nerf, quelque Tendon, &c.? Et n'est-ce pas exposer un malade à de fâcheux accidens, que de faire une saignée sans connoître les parties voisines de la Veine que l'on veut ouvrir? En un mot, il n'y a point d'Opération de Chirurgie, par laquelle on ne puisse prouver combien la connoissance de l'Anatomie est nécessaire aux Chirurgiens. Il me suffit de faire observer que si la Chirurgie est parvenuë au dégré où elle se trouve aujourd'hui, c'est principalement à l'Anatomie qu'elle en est redevable.

Mais, quoiqu'il soit certain que la connoissance de toutes les Parties qui composent le Corps Humain, est nécessaire aux Chirurgiens, il faut convenir néanmoins qu'entre ces Parties, il en est qu'ils doivent connoître plus particuliérement, comme étant les plus exposées aux Opérations, telles font les Os , les Mufcles , les Artéres , les Veines , les Nerfs , &c. C'eft pourquoi dans cet Abrégé d'Anatomie , qui eft principalement deftiné pour l'inftruction de mes Éleves , je me fuis attaché furtout à décrire ces Parties , fans entrer dans un trop long détail au fujet des Vifcéres & des Organes des Sens , d'autant plus qu'on en trouve une defcription très-étenduë , & recherchée dans les Ouvrages de ces grands-Hommes , qui, par leurs talens , & leur continuelle application , nous ont communiqué un fi grand nombre de belles découvertes , dont l'Anatomie fe trouve aujourd'hui enrichie. Je m'eftimerai heureux , fi ce Traité peut difpofer les Commençans à profiter des excellens Ouvrages que nous ont donné ces Sçavans , & principalement de celui qu'a mis au jour depuis quelques années , un des plus célébres Anatomiftes, qui eft autant eftimable par fa modeftie , que par fes rares connoiffances.

Cet Abrégé d'Anatomie eft divifé

en deux Parties. La premiere traite des Os , des Cartilages , des Ligamens , &c.

La feconde traite des Mufcles, des Vifcéres , des Vaiffeaux , des Nerfs & des Glandes.

On a augmenté cette Édition de plufieurs Obfervations , dont les unes regardent l'Anatomie , & les autres la Chirurgie.

ABRÉGÉ

A B R É G É
D'ANATOMIE.

De l'Anatomie en général.

Q UOIQUE le terme d'*Anatomie*, suivant son étymologie, ne signifie que la division ou la séparation des différentes parties qui composent un corps, l'usage a voulu néanmoins que l'on en ait restraint la signification, & qu'on l'ait déterminé à marquer la dissection des parties du Corps Humain, ou de celui des Brutes. Ainsi l'*Anatomie* est cet Art qui fait connoître la situation, la figure, les connexions, la structure, & le rapport mutuel de toutes les parties du Corps Humain, ou de celui des Brutes, pour en apprendre les usages.

Tome I. A

Les Anatomistes divisent le Corps Humain en Tronc, & en Branches. Le Tronc comprend trois cavités appellées Ventres, qu'on distingue en supérieur, en moyen, & en inférieur. Dans le Ventre supérieur ou la Tête, se trouvent renfermés le Cerveau, le Cervelet, la Moëlle allongée, &c. Dans le Ventre moyen ou la Poitrine, sont contenus le Cœur, les Poûmons, &c. & dans le Ventre inférieur, sont situés les principaux Organes de la digestion, plusieurs de ceux qui servent à la génération, &c. A l'égard des Branches, autrement appellées les Extrêmités du Corps, elles sont divisées en supérieures, & en inférieures ; les supérieures comprennent l'Epaule, le Bras, l'Avant-Bras & la Main ; & les inférieures, la Cuisse, la Jambe & le Pied.

Le Corps Humain est composé de deux sortes de parties, les unes solides, & les autres liquides ; ces dernieres sont le Sang, & toutes les autres Humeurs ; & les premieres sont autant de Canaux ou Vaisseaux différemment arrangés qui contiennent ces Liqueurs.

Les Parties solides ont reçû divers noms, comme ceux de *Fibres*, de *Membranes*, d'*Os*, de *Cartilages*, de *Ligamens*, de *Muscles*, de *Glandes*, &c.

Les *Fibres* doivent être regardées comme des Parties longues & déliées, ou comme autant de Filets, la plûpart assez fermes, & si fins, qu'on n'en sçauroit déterminer la petitesse : leur usage est d'entrer dans la composition de toutes les parties solides du Corps.

Les *Fibres* reçoivent divers noms, tant à cause de la nature différente des parties qu'elles composent, que par rapport à la direction qu'elles gardent dans ces mêmes Parties. Ainsi on les appelle Charnuës, Membraneuses, Tendineuses, Ligamenteuses, & Osseuses ; ou bien Longitudinales, Obliques, Circulaires, &c.

Les *Membranes* sont comme autant de toiles, formées principalement de l'entrelacement différent des fibres.

Leur usage varie beaucoup ; les unes tapissent les principales cavités du corps, & les autres composent les Vaisseaux, &c.

Les *Os* sont les parties du corps les plus dures & les plus fermes, qui servent d'appui aux parties molles.

Les *Cartilages* sont des parties dont la substance est blanchâtre, souple, polie, capable de ressort , moins dure que celle des Os , & plus ferme que celle des Ligamens. Ils sont placés en differens endroits du corps, pour divers ufages, dont les uns ont rapport aux Os , & les autres aux Parties molles.

Les *Ligamens* font des parties dont la fubftance eft blanchâtre , ferrée, compacte , & néanmoins affez pliante , & plus fouple que celle des Cartilages : ils font plus ou moins élaftiques, & difficiles à rompre & à déchirer , étant compofés de plufieurs filets déliés , & très-forts : Ces filets, par leurs différens arrangemens, forment ou des liens étroits, ou des toiles minces, qui fervent à attacher, à contenir, & à borner les mouvemens de certaines parties. Les ufages des Ligamens, de même que ceux des Catilages, regardent les Os & les Parties molles.

Les *Mufcles* font des parties compofées principalement de fibres charnuës, capables de s'allonger & de fe racourcir : ils font deftinés pour être les organes des tous les mouvemens du corps.

On diftingue dans la plûpart des *Mufcles* trois parties, fçavoir, une qui eft rouge & molaffe, que l'on nomme communément le *Ventre*, ou la portion charnuë du Mufcle ; & deux autres qui font blanchâtres & affez fermes : Celles-ci compofent pour l'ordinaire les extrêmités du Mufcle ; on les nomme *Tendons*, lorf-

qu'elles ont la forme d'un cordon, &
Aponeurofes, lorfque les fibres qui les
compofent s'épanouiffent en membranes.

On nomme *Glandes* certains organes
deftinés à féparer du fang quelque liqueur
particuliere, ou feulement à perfection-
ner celle qui eft appellée *Lymphe*.

Ces ufages différens ont donné lieu de
diftinguer deux fortes de *Glandes* : On a
nommé *Conglomerées* celles qui féparent
une liqueur particuliere ; telles font le
Foye, qui fépare la *Bile*, les *Reins*, qui féparent l'urine, & plufieurs autres, dont
il fera fait mention dans leur lieu. On a
donné le nom de *Conglobées* aux *Glandes*
qui perfectionnent la *Lymphe*, c'eft-à-dire,
qui attenuent ou fubtilifent les parties,
ou les molécules qui la compofent ; telles
font les *Glandes* des *Aiffelles*, des *Aînes*,
celles du *Méfentére*, &c. Ces dernieres
perfectionnent auffi le *Chyle*.

On donne communément le nom de
Vifcéres aux parties renfermées dans les
principales cavités du Corps, fans y être
attachées par toute l'étenduë de leur fur-
face ; comme font l'Eftomac, les Intef-
tins, le Foye, la Ratte, &c. dans le
Ventre ; les Poûmons dans la Poitrine,
&c. Le terme d'*Organe* convient en général à toute partie capable de quelque

fonction particuliere ; tels font les **Yeux**, le **Nez**, les **Oreilles**, &c.

Les Vaiſſeaux que j'ai dit entrer dans la compoſition des parties du Corps Humain, peuvent être rangés ſous trois claſſes différentes.

La premiere renferme les Vaiſſeaux *Sanguins*.

La ſeconde, les Vaiſſeaux *Lymphatiques*.

Et ſous la troiſiéme eſt compris un genre de Vaiſſeaux particuliers, appellés *Secretoires* & *Excretoires*.

Les Vaiſſeaux Sanguins ſont diſtingués en *Artéres*, & en *Veines*.

On nomme *Artéres* les Vaiſſeaux qui reçoivent le ſang du Cœur pour le diſtribuer dans toutes les parties du Corps.

On appelle *Veines* les Vaiſſeaux qui rapportent de toutes les parties au Cœur une portion du Sang qui avoit été diſtribué dans ces mêmes parties par les Artéres.

Ces deux ſortes de Vaiſſeaux ſe diſtinguent aiſément dans le corps vivant. Les premiers, c'eſt-à-dire, les Artéres, ayant deux mouvemens, que les Veines n'ont pas, ou du moins, qui ne s'y montrent pas d'une maniere auſſi ſenſible. Dans l'un de ces mouvemens les Artéres ſont dilatées, & par l'autre elles se resserrent, on nomme le premier *Diastole*, & le second *Systole*. Ces deux mouvemens opposés forment ce que l'on nomme le pouls.

Les Vaisseaux *Lymphatiques* sont aussi distingués en *Artéres* & en *Veines*.

On nomme *Artéres Lymphatiques*, les Vaisseaux qui reçoivent la lymphe des Artéres capillaires sanguines, pour la distribuer ensuite dans la substance de toutes les parties solides.

On donne le nom de *Veines Lymphatiques* aux Vaisseaux qui rapportent de toutes les parties une portion de la lymphe qui leur avoit été distribuée par les Artéres Lymphatiques, & qui s'en déchargent ensuite dans les Veines Sanguines.

Je passe aux Vaisseaux appellés *Secretoires* & *Excretoires*.

On nomme Vaisseaux *Secretoires*, ceux qui composent principalement la substance des *Glandes conglomerées*, & dont la fonction est de séparer du sang différentes humeurs.

On appelle *Vaisseaux Excretoires*, ceux qui ne sont destinés qu'à recevoir la liqueur séparée par les Vaisseaux *Secretoires*.

A iv

Tous les différens Vaisseaux dont je viens de parler, sont construits de manière qu'ils tendent toujours à se retrecir, & nous voyons leur capacité diminuer dans les Animaux vivans, à proportion que la liqueur qui y passe, occupe moins d'espace.

On peut mettre aussi au rang des Vaisseaux les *Nerfs* : car quoiqu'ils ne paroissent que sous la forme de cordons formés de l'assemblage de plusieurs filets qui s'étendent suivant leur longueur, sans aucune cavité apparente ; cependant presque tous les Physiciens pensent que les différens filets qui les composent, sont creux, ou du moins disposés de manière à laisser couler à travers leur subtance un fluide spiritueux qui vient du *Cerveau*, du *Cervelet*, & de la *Moëlle Allongée*.

A l'égard des liqueurs différentes qui sont contenues dans les Vaisseaux dont je viens de parler, la principale est le *Sang* ; on doit même le considerer comme celle dont toutes les autres (si l'on en excepte le Chyle) émanent comme de leur source : ces dernieres sont la *Salive*, la *Bile*, le *Suc Pancréatique*, celui de l'*Estomac*, des *Intestins*, &c.

Tout le monde sçait que le *Sang* est

cette liqueur rouge contenue dans les *Arteres* & dans les *Veines*.

Le *Sang* est composé principalement de trois parties, sçavoir, d'une que l'on nomme sa partie *rouge*, d'une autre que l'on appelle sa partie *Lymphatique*, enfin d'une troisiéme, qui est dite sa *Sérosité*.

La plûpart des Physiciens conviennent que le Sang a deux mouvemens ; le premier est celui par lequel toutes les Molécules qui le composent sont continuellement agitées entr'elles, & en divers sens. Ce mouvement est commun au Sang & à toutes liqueurs ; on le nomme *mouvement de liquidité*.

Le second est celui par lequel le Sang est distribué du Cœur à toutes les parties par les Artéres, & revient de toutes les parties au Cœur par les Veines. Ce mouvement, qui dépend principalement de celui du Cœur, est appellé *mouvement progressif*, ou de *trusion*, ou *mouvement circulaire*.

Plusieurs Physiciens Modernes admettent un troisiéme mouvement dans le Sang ; ils le nomment *mouvement de fermentation*, & lui attribuent particulierement la production de differentes humeurs qui se séparent par les organes que l'on a nommées *Glandes conglomerées*; c'est auffi de ce même mouvement qu'ils font dépendre la chaleur de toutes les parties du corps.

On voit, par ce que je viens de dire, que le Corps Humain eſt compofé d'une infinité d'organes de différente nature ; & c'eſt la diverfité qui fe remarque parmi ces organes, qui a donné lieu de divifer l'*Anatomie* en deux Parties générales, fçavoir, en *Oſtéologie*, & en *Sarcologie*.

L'*Oſtéologie* traite des parties dures ou des os, & la *Sarcologie* des parties molles ; celle-ci a été fubdivifée en *Myologie* qui traite des *Muſcles*, en *Splanchnologie* qui traite des *Viſceres*, en *Angeïologie* qui traite des *Vaiſſeaux*, & particulierement des fanguins, en *Neurologie* qui traite des *Nerfs*, & en *Adénologie* qui traite des *Glandes*.

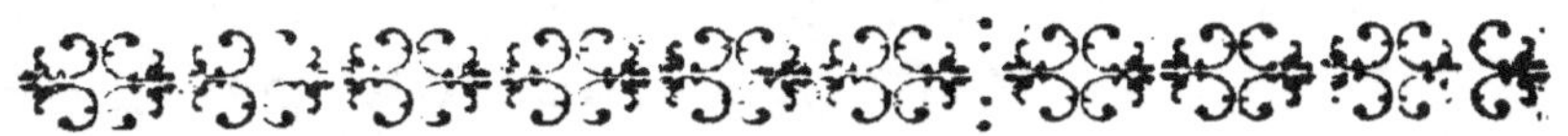

PREMIERE PARTIE.

De l'Oſtéologie.

LA Science qui traite des Os a été nommée *Oſtéologie*, de deux mots Grecs qui fignifient en notre Langue Difcours des Os.

Pour avoir une parfaite connoiſſance des Os, on doit les conſidérer en général, & en particulier ; & cet examen doit ſe faire non ſeulement ſur les Os ſecs d'un Adulte, mais encore ſur ceux d'un Cadavre récemment décharné, afin de voir en même tems les parties qui ſont propres aux Os, je veux dire le *Périoſte*, les *Cartilages*, les *Ligamens*, les *Glandes mucilagineuſes*, la *Synovie*, la *Moëlle*, & le *Suc moëlleux*.

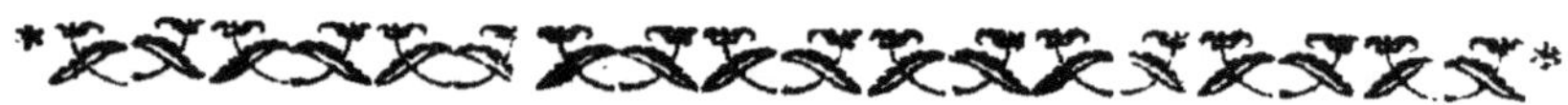

CHAPITRE PREMIER.

De la diviſion du Squeléte.

LEs Anatomiſtes appellent *Squeléte* l'aſſemblage de tous les Os du Corps Humain, ou de celui des Brutes, décharnés, & ſoutenus enſemble par leurs ligamens naturels, ou par des liens artificiels; la différence des liens qui attachent les Os, a donné lieu de diſtinguer deux ſortes de *Squelétes*, l'un *naturel*, & l'autre *artificiel*.

On diviſe pour l'ordinaire le Squeléte en *Tête*, en *Tronc*, & en *Extrêmités*.

La Tête comprend le *Crâne* & la *Face*.

Le *Crâne* est une boëte osseuse formée de huit Os, qui sont le *Coronal*, l'*Occipital*, les deux *Pariëtaux*, les deux *Temporaux*, le *Sphénoïde*, & l'*Ethmoïde*.

La *Face* est formée de l'assemblage de plusieurs piéces, que l'on renferme sous deux principales appellées *Mâchoires*, dont l'une est supérieure, & l'autre inférieure. La supérieure est composée de treize os, sçavoir des deux Os *Maxillaires*, qui sont les plus grands, & font proprement la *Mâchoire* supérieure, des deux Os du *Nez*, des deux Os de la *Pomette*, des deux Os *Unguis*, des deux Lames inférieures du *Nez*, des deux Os du *Palais*, & du *Vomer*, ausquels il faut ajoûter seize *Dents*, sçavoir, quatre *incisives*, deux *canines*, & dix *molaires*.

La *Mâchoire* inférieure est faite d'un seul Os, qui contient aussi seize *Dents*, quatre *incisives*, deux *canines*, & dix *molaires*.

Le Tronc peut être divisé en trois parties, une commune appellée l'*Epine*, & deux propres, qui sont le *Thorax* ou la *Poitrine*, & le *Bassin*.

L'*Epine* est une colonne osseuse, composée de vingt-quatre *Vertebres* distinguées en *Cervicales*, en *Dorsales*, & en *Lombaires*, & de l'*Os Sacrum*, à l'extrênité duquel se trouve joint un autre Os apellé *Coccyx.*

Le *Thorax*, ou la *Poitrine*, est formé par vingt-quatre *Côtes*, douze de chaque côté, dont on appelle les sept supérieures, vrayes, & les cinq inférieures, fausses, par le *Sternum* qui est composé ordinairement de deux piéces, & par les *Vertebres Dorsales.*

Le *Bassin* est fait de deux grands Os, dits *Innominés*, ou les os des *Hanches*, qui se joignent ensemble par devant, & sont attachés par derriere à l'*Os Sacrum*, qui acheve de former le *Bassin.*

Les Extrêmités du Squeléte sont au nombre de quatre, deux supérieures, & deux inférieures. Chaque Extrêmité supérieure est divisée en *Epaule*, en *Bras*, en *Avant-Bras*, & en *Main.*

L'*Epaule* est faite de deux piéces, une antérieure appellée *Clavicule*, & une postérieure dite *Omoplate.*

Le *Bras* n'est fait que d'un seul Os, nommé *Humerus.* L'*Avant-Bras* en comprend deux, appellés l'Os du *Coude* & le *Rayon.*

La *Main* est distinguée en trois parties, sçavoir en *Carpe* ou *Poignet*, qui est composée de huit os, en *Metacarpe* qui est fait de quatre; & en *Doigts*, qui sont au nombre de cinq, chacun desquels est formé de trois piéces appellées *Phalanges.*

Chaque Extrêmité inférieure est partagée en Cuisse, en Jambe & en Pied. La *Cuisse* n'est faite que d'un Os appellé *Femur.* La *Jambe* est composée de deux grands Os nommés *Tibia* & *Peroné*, & d'un petit qu'on appelle la *Rotule.*

Le *Pied* est divisé en trois parties, comme la Main; sçavoir, en *Tarse*, en *Métatarse*, & en *Doigts.* Le *Tarse* est fait de sept Os; sçavoir, de l'*Astragal*, du *Calcaneum*, ou l'Os du *Talon*, de l'Os *Naviculaire*, ou *Scaphoïdes*, du *Cuboïde*, & des trois *Cunéiformes.*

Le *Métatarse* est fait de cinq piéces, & les Doigts ou Orteils sont au nombre de cinq, dont le plus gros est fait de deux Os, & chacun des autres de trois, appellés *Phalangues.*

Il se trouve encore plusieurs petits Os que l'on ne conserve pas ordinairement dans le Squeléte; tels sont les osselets de l'Oreille, l'Os Hyoïde, & ceux que l'on nomme *Sésamoïdes.*

On peut aisément supputer le nombre de tous les Os qui composent pour l'ordinaire le Squeléte d'un Adulte, selon le dénombrement que je viens de faire; sçavoir, cinquante-quatre à la Tête, cinquante-quatre au Tronc, prenant le *Coc-*

cyx pour une piéce, & le *Sternum* pour deux, & cent vingt-quatre aux Extrêmités ; d'où résulte le nombre de deux cens trente-deux, ausquels si on ajoute les huit Osselets des Oreilles, & les trois principales piéces de l'Os Hyoïde, l'on trouvera que le total monte à deux cens quarante-trois, sans y comprendre les Os *Sésamoïdes.*

CHAPITRE II.

Des Os en général.

ON doit considérer en général quatre choses dans les os, 1°· Leur conformation extérieure. 2°· Leur structure intérieure. 3°· Leur connexion. 4°· Leur usage.

ARTICLE PREMIER.

De la conformation extérieure des Os.

On entend par conformation extérieure des os, tout ce qui se présente dans leur extérieur, sans les casser, comme leur grandeur, leur figure, leurs parties & leur couleur.

La grandeur des os comprend leurs trois

dimensions, c'est-à-dire, leur longueur, leur largeur, & leur épaisseur ; ces trois dimensions des os varient de même que leur figure, y en ayant de longs, de courts, de larges, d'étroits, d'épais, de minces, de quarrés, de triangulaires, &c.

A l'égard des parties des os, on les distingue en une principale, & en d'autres moins principales. La partie principale communément appellée le corps de l'os, est celle qui en fait particulierement la masse & le volume ; & on peut ajouter que le plus souvent c'est la partie moyenne de l'os qui est la plus dure, & en même tems celle qui s'ossifie la premiere, ce qui s'observe surtout aux os longs, &c.

Les parties les moins principales des os comprennent leurs éminences, leurs inégalités, leurs cavités, & leurs régions. A l'égard des Eminences qui se remarquent aux os, on doit en distinguer de deux sortes : les unes sont continues au corps de l'os, & ne font ensemble qu'une même piéce ; on les nomme *Apophyses* : & les autres sont comme des piéces rapportées, ajoutées & unies au corps de l'os ; on les appelle *Epiphyses*. L'union des Epiphyses au corps de l'os se fait par le moyen d'un Cartilage qui s'oſſifie pour l'ordinaire dans la ſuite, c'eſt-à-dire environ la vingtiéme année, d'une telle maniere qu'il n'eſt plus poſſible alors de ſéparer l'Epiphyſe; & ſi l'on ſcie l'Os & l'Epiphyſe en même tems, à peine découvrira-t'on les traces du cartilage qui faiſoit leur union.

Les *Apophyſes* & les *Epiphyſes* prennent divers noms, eû égard à leur figure, à leur uſage & à leur ſituation. Par rapport à leur figure, on les nomme *Tête*, *Col*, *Condyle*, *Tuberoſité*, &c.

On appelle *Tête* une éminence arrondie qui termine pour l'ordinaire quelque os, telle eſt celle qui ſe remarque au haut du *Femur*, de l'*Humerus*, &c.

Le *Col* eſt une éminence plus étroite dans ſon milieu que dans ſes extrêmités, comme on le remarque au *Femur*, &c. Elle eſt placée immédiatement au deſſous de la tête.

Le *Condyle* eſt une éminence qui n'eſt pas exactement arrondie, mais un peu applatie; telles ſont les éminences poſtérieures de la Mâchoire inférieure, &c.

La *Tuberoſité* eſt une éminence qui a aſſez d'étendue, mais dont la ſurface eſt inégale & raboteuſe; telle eſt celle du *Calcaneum*, &c.

On donne encore pluſieurs autres noms

à ces éminences, lesquels noms sont encore tirés de leur figure, comme celui de *Styloïde*, de *Mastoïde*, de *Coracoïde*, &c.

Il n'y a aucune de ces éminences qui tire son nom de son usage, si l'on en excepte celles qui se rencontrent à la partie supérieure du *Femur*, que l'on nomme *Trochanters*, mot qui vient d'un verbe grec qui signifie tourner.

A l'égard des Eminences qui tirent leur nom de leur situation, ce sont principalement celles des Vertebres, que l'on a nommées Transverses, Obliques, &c.

Les *Apophyses* & les *Epiphyses* ont des usages qui leur sont communs ; & ces usages regardent principalement les articulations des os, qu'elles rendent plus fermes en donnant plus d'étendue à leurs extrêmités. On peut ajouter que la situation & la figure particuliere des *Apophyses* & des *Epiphyses* les rendent capables d'autant d'usages différens.

Les inégalités qui se remarquent sur la surface des os, servent principalement pour l'attache des Muscles.

Les cavités qui se trouvent sur la surface externe des os, sont de deux sortes, les unes sont destinées pour les articulations, & les autres n'y ont aucune part. Les premieres sont grandes ou petites.

Les grandes sont surnommées *Cotyloïdes* ; telles sont les cavités des os innominés. Les petites sont dites *Glénoïdes* ; telles sont les cavités des omoplates, &c.

Les cavités qui n'ont aucune part aux articulations, ont reçu divers noms ; car on les appelle *Fosses*, *Sinus*, *Sinuosités*, *Scissures*, *Echancrures*, *Trous*, *Conduits*, & *Fentes*.

La *Fosse* est une cavité dont l'entrée a pour l'ordinaire plus d'étendue que son fonds ; telles sont celles du Coronal, &c.

Le *Sinus* au contraire a plus d'étendue dans son fond que dans son entrée ; comme il se remarque à l'égard des *Sinus Frontaux*, des *Maxillaires*, &c.

La *Sinuosité* est une cavité en forme de gouttiere, qui a plus d'étendue dans sa longueur, que dans sa largeur ; telle est celle qui se remarque à la partie supérieure de l'*Humerus*, &c.

La *Scissure* différe de la *Sinuosité*, en ce qu'elle a moins de largeur, & qu'elle ne loge que des vaisseaux ; telle est celle des côtes, &c. au lieu que la Sinuosité ne loge pour l'ordinaire que des tendons, & se trouve couverte dans toute son étendue d'un cartilage uni & poli.

L'*Echancrure* est une cavité en forme de croissant, qui aide pour l'ordinaire à

former des trous ; telles font celles des
Vertebres , &c.

Le *Trou* eft une cavité dont l'entrée
eft fort près de fa fortie ; tels font
ceux qui fe voyent à la baze du Crâne ;
à la différence du *Conduit*, dont la fortie
fe trouve à quelque diftance de fon entrée ; tels font les conduits Maxillaires ,
&c.

La *Fente* eft une cavité étroite & longue, ayant fon entrée près de fa fortie ;
telles font les *Fentes Sphénoïdales*, &c.

Ces différentes cavités fe trouvent pour
la plûpart creufées dans un même os, &
il y en a quelques-unes qui font formées
par la rencontre de plufieurs os : Ce qui a
donné lieu de les diftinguer en communes, & en propres ; on a nommé propres
celles qui font creufées dans un feul os ;
telles font les Foffes qui fe remarquent
dans l'intérieur du Crâne , appellées *Coronales* , &c. & les autres qui font dites
communes, font les Foffes *Orbitaires*, les
Trous déchirés, &c. Outre toutes ces différentes cavités, on obferve encore fur la
furface des os plufieurs fillons qui abou-
tiffent à autant de trous d'une petiteffe
indéfinie : on y découvre auffi les orifi-
ces de plufieurs conduits qui pénétrent
dans l'intérieur des os.

Les Régions des os se distinguent par rapport à l'étenduë des os, à leur situation, & autres circonstances. Les os longs sont distingués en partie supérieure, moyenne & inférieure; & les os larges, en face externe & face interne, &c. observant toujours d'avoir égard à la situation naturelle du corps, c'est-à-dire de supposer le Squeléte débout.

La conformation extérieure des os comprend encore leur *Périoste*, leurs *Cartilages*, leurs *Ligamens*, les *Glandes Mucilagineuses*, & la *Synovie*.

Les os sont couverts extérieurement d'une Membrane assez fine, connuë sous le nom de *Périoste*. Elle est d'un tissu fort serré, & parsemée d'une infinité d'*Arteres*, de *Veines* & de *Nerfs*, qui la rendent d'un sentiment très-exquis.

Cette Membrane ne recouvre pas tous les os; car on observe que les *Sesamoïdes* n'en sont point couverts, de même que les portions des autres os qui sont couvertes de Cartilages, ou qui servent d'attache aux ligamens & aux tendons; la portion des Dents qui est hors de leur alvéole, s'en trouve aussi dépourvûë.

Le principal usage du *Périoste* est de soutenir les vaisseaux, tant sanguins que nerveux, qui se distribuent aux os & à la moëlle.

Le *Cartilage*, comme je l'ai dit, est une partie dont la substance est blanchâtre, moins dure que l'os, plus ferme qu'aucune autre partie du corps, unie, polie & capable de ressort, placée en différens endroits du corps, pour divers usages, dont les uns ont rapport aux os, & les autres aux parties molles.

Les *Cartilages* qui ont rapport aux os, sont distingués en deux classes. Les uns étant intimément attachés aux os, & les autres n'y étant point immédiatement unis.

Les usages des *Cartilages* de la premiere classe sont, 1°. De recouvrir toutes les extrêmités des os joints par articulation mobile, & les Sinuosités par où passent les Tendons. 2°. D'unir certains os, les uns aux autres ; tels sont ceux qui unissent les Vertebres entr'elles par leur corps, l'Os *Sacrum* aux Os des Iles, les Os Pubis entr'eux, &c. 3°. D'augmenter le volume & l'étendue de certains os ; tels sont ceux qui forment la partie antérieure des Côtes, &c.

Les *Cartilages* de la seconde classe, qui ne sont pas immédiatement unis aux Os, sont placés pour la plûpart dans les articulations mobiles ; ces cartilages se remarquent principalement dans l'articulation.

de la Mâchoire inférieure avec les Os des Tempes, dans celle des Clavicules avec le *Sternum*, dans celle du *Femur* avec le *Tibia*, &c.

Tous les Cartilages, excepté ceux qui se trouvent dans les articulations mobiles, dans les Sinuosités, & autres endroits où il y a du frottement, sont revêtus d'une membrane que l'on nomme *Périchondre*.

Les *Ligamens* sont, comme je l'ai dit ailleurs, des parties dont la subſtance eſt blanchâtre, ferrée, compacte, & néanmoins aſſez pliante, & plus ſouple même que celle des cartilages, plus ou moins élaſtique : ils ſont difficiles à rompre & à déchirer, étant compoſés de pluſieurs filets, qui, quoique très-déliés, ſont néanmoins très-forts, & qui, par leurs différens arrangemens, forment ou des liens étroits ou des toiles minces, qui ſervent à attacher, à contenir, & à borner les mouvemens de certaines parties : leur uſage, de même que celui des Cartilages, regarde les os & les parties molles.

Les *Ligamens* qui ont rapport aux os, ſont de deux ſortes ; les uns ſont employés aux articulations mobiles, & les autres lient les os, ou s'y attachent indépendamment de leurs articulations.

Les *Ligamens* qui font employés aux articulations mobiles, font de deux fortes ; car dans celles qui font en maniere de charniere, comme dans l'articulation de l'*Humerus* avec le *Cubitus*, ou du *Tibia* avec l'*Aftragal*, &c. les *Ligamens* font en forme de bandes affez étroites, mais très-fortes, & font placés fur les parties latérales de l'articulation ; au lieu que dans les articulations par genou, (telle eft celle de l'*Humerus* avec l'*Omoplate*, ou du *Femur* avec l'*Os Innominé*, &c.) le *Ligament* eft circulaire, c'eft-à-dire, qu'il entoure l'articulation, en s'attachant d'une part aux bords de la cavité, & de l'autre au-deffous de la Tête, c'eft-à-dire, au Col.

Il faut remarquer qu'immédiatement au-deffous de ces *Ligamens*, il fe trouve une Membrane affez mince, qui s'attache de part & d'autre autour de l'articulation, pour empêcher l'écoulement de la Syno-vie, qui humecte continuellement la fur-face des cartilages de l'articulation.

Il y a outre cela des *Ligamens* qui font renfermés & cachés dans les articulations mêmes par la Capfule, comme celui du *Femur*, communément appellé le Rond, & ceux du *Tibia*, que l'on nomme Croi-fés.

A l'égard des *Ligamens* qui lient les Os
ensemble

ensemble, ou s'y attachent indépendamment de leur Articulation , ils sont de
deux sortes ; les uns sont lâches, & ne
font que borner ou limiter les mouvemens des Os ; tels sont ceux qui attachent
les Clavicules aux Apophyses *Coracoïdes*,
celui qui va d'une Clavicule à l'autre, &c.
& les autres sont bandés & tendus , comme ceux qui vont de l'*Acromion* à l'Apophyse *Coracoïde*, &c.

Enfin il se trouve des *Ligamens* qui
quoiqu'attachés aux Os & aux Cartilages,
servent à d'autres parties, tels sont les Ligamens Interosseux de l'Avant-Bras &
de la Jambe , ceux que l'on nomme,
tant à la main qu'au pied , Annulaires ;
ceux qui vont de l'Os Sacrum à l'épine
& à la *tuberosité* de l'*Ischion* ; ceux qui
bouchent les trous Ovalaires , & une infinité d'autres.

Des Glandes Mucilagineuses, & de la Synovie.

Les Cartilages que j'ai dit couvrir les
Eminences & les Cavités des Articulations mobiles , sont continuellement hu-
mectés par une liqueur plus ou moins
glaireuse, appellée *Synovie*, qui est très-
nécessaire pour la facilité des mouvemens
du Corps.

Tome I. B

Cette liqueur eſt renfermée dans les articles, où elle eſt retenuë par la Membrane qui les entoure ; elle eſt fournie principalement par des grains glanduleux, connus ſous le nom de Glandes *Mucilagineuſes*, qui ſe rencontrent dans les articulations ; on penſe auſſi qu'elle fuinte en partie par les pores de la ſurface interne de la Membrane qui entoure l'article ; on croit enfin que cette liqueur eſt compoſée d'une matiere onctueuſe, que les mouvemens & les frottemens des articles expriment de certaines maſſes graiſſeuſes, qui accompagnent plus ou moins les Glandes *Mucilagineuſes*.

On trouve une ſemblable liqueur dans les Sinuoſités ; elle facilite le jeu des Tendons qui y paſſent, en entretenant la ſoupleſſe des Cartilages dont elles ſont couvertes.

ARTICLE II.

De la ſtructure intérieure des Os.

Pour bien connoître la ſtructure intérieure des Os, il faut en examiner la Subſtance, les Cavités, la Moëlle, & les Vaiſſeaux.

La Subſtance des Os eſt un tiſſu de Fibres ſolides, différemment diſpoſées, ſuivant la conformation extérieure de chaque Os. Ces Fibres, que l'on nomme *Osseuses*, font en général arrangées de maniere , qu'elles compofent tantôt des lames confidérables, tantôt de petites plaques ou portions de lames , tantôt des filets ou filamens de différente étenduë ; ainfi la fubftanee de prefque tous les Os eft en partie compacte ou folide , en partie fpongieufe ou cellulaire , & en partie réticulaire ou en forme de rézeau. Les lames compofent la partie compacte par leurs différentes couches ; les plaques font la partie cellulaire ; & les filets la réticulaire , qui fe confond en plufieurs endroits avec la cellulaire.

La partie compacte occupe toujours plus ou moins le dehors des Os , & les deux autres le dedans : la premiere eft très-confidérable dans la portion moyenne des grands Os creux ; la cellulaire domine dans la plûpart de ceux qui n'ont point , ou qui n'ont que très-peu de cavité, & dans les extrêmités des Os longs; & la réticulaire occupe le plus fouvent la cavité des Os longs. *

Les Cavités intérieures des Os peuvent être diftinguées en grandes , en moyennes , & en petites.

* Voyez à ce fujet HAVERS *Ofteol.* & GAGLIARDI , *Anatome Offium.*

Les grandes Cavités se trouvent principalement dans le milieu des Os longs qui approchent de la figure cylindrique, tels que sont l'*Humerus*, le *Radius*, le *Cubitus*, le *Femur*, le *Tibia*, le *Péroné*, les Os du *Métacarpe*, du *Métatarse*, & ceux des *Doigts*.

Les Cavités moyennes ou médiocres, sont les cellules, c'est-à-dire, les interstices de la substance cellulaire; ces Cavités sont de différente grandeur & figure, & communiquent les unes avec les autres.

A l'égard des petites Cavités, on peut comprendre sous elles les trous & conduits qui donnent passage aux Vaisseaux qui se distribuent dans la substance des Os ou à la Moëlle; de même que les pores insensibles qui permettent aux parties les plus subtiles de la Moëlle de pénétrer la substance des Os.

De la Moëlle, & du Suc Moëlleux.

On trouve dans l'intérieur des Os une substance grasse, plus ou moins ferme, que l'on nomme *Moëlle* dans le milieu des Os longs, où cette substance se trouve en masse; & on lui donne le nom de *Suc moëlleux* dans la portion cellulaire de ces mêmes Os, & dans celle de tous les autres qui n'ont pas la même figure.

La *Moëlle* est une masse composée d'une infinité de Vésicules, ou plûtôt de Cellules membraneuses très-fines, qui tiennent & communiquent ensemble ; elles sont parsemées de plusieurs Vaisseaux Sanguins & Nerveux, & sont remplies d'une matiere huileuse très-fine. Cette masse se trouve traversée & comme entrelardée de la substance réticulaire, que j'ai dit se rencontrer dans le milieu des Os longs, & qui lui sert de soûtien.

Le *Suc moëlleux* est aussi composé, de même que la *Moëlle*, de plusieurs Cellules membraneuses, remplies d'une matiére également huileuse ; mais il est comme partagé en plusieurs grappes vésiculaires, par les cloisons osseuses de la substance cellulaire dans laquelle il se trouve renfermé, & dont les entr'ouvertures permettent aux vésicules moëlleuses de communiquer ensemble. Le *Suc moëlleux* différe de la Moëlle en couleur & en consistence; car il est liquide, & presqu'entierement rougeâtre ; au lieu que la Moëlle est plus ferme, & n'a souvent cette couleur rouge que dans sa surface.

Il faut remarquer que quand on dit que les moindres impressions sur la Moëlle excitent des sensations douloureuses, cela ne doit s'entendre que de sa portion membraneuse, qui est parsemée de Nerfs.

La *Moëlle* & le *Suc moëlleux*, ont des usages qui leur sont communs avec la Graisse, & d'autres qui leur sont particuliers, c'est-à-dire, qu'outre que la Moëlle fournit à la masse du Sang, de même que la Graisse, des parties onctueuses pour adoucir l'acrimoine de ses sels, il s'en détache encore des souphres très-attenués, qui en traversant continuellement la substance des Os, & donnant plus de flexibilité à leurs Fibres, les rendent moins sujets à la fracture.

Toutes les parties des Os frais ont des vaisseaux sanguins, que l'on peut réduire à trois Classes. Il y en a qui vont aux parties extérieures de l'Os : on en voit d'autres qui s'insinuent dans sa substance : Il s'en trouve enfin qui pénétrent jusques dans ses cavités intérieures.

Quant à la couleur naturelle des Os, elle est d'un blanc tirant sur le rouge : on observe qu'ils sont plus rougeâtres dans les enfans, que dans les adultes, & plus dans leur substance cellulaire, que dans la solide.

A R T I C L E I I I.

De la connexion ou jonction des Os.

La jonction des Os suppose deux choses. 1°· Leur assemmblage, qui dépend nécessairement du rapport qui se rencontre entre les piéces assemblées. 2°· Leur union, qui dépend des différens moyens que la Nature a employés pour maintenir les Os assemblés. Les Anatomistes ont nommé l'assemblage des Os *Articulation*, & ont donné le nom de *Symphise* à leur union, qui n'est, à le bien prendre, que l'affermissement des *Articulations*.

On distingue deux sortes d'*Arculations*; l'une permet un mouvement aux piéces articulées, & on la nomme *Diarthrose*; & l'autre n'en permet aucun, celle-ci est connuë sous le nom de *Synartrose*.

La *Diarthrose* est de deux sortes; l'une permet un mouvement sensible & manifeste, & l'autre n'en permet qu'un obscur. La *Diarthrose* manifeste se fait avec un mouvement libre en plusieurs sens, comme il se voit dans l'*Humerus* par sa jonction avec l'*Omoplate*, dans le *Fe mur* par sa jonction avec l'Os *Innominé*, &c. ou bien elle ne se fait qu'avec un mouvement borné à deux sens seulement, comme dans la jonction de l'Os du *coude* avec l'*Humerus*, dans celle des *Phalanges* des Doigts entr'elles, &c.

La premiere de ces *Articulations* se fait par la réception d'une éminence dans une cavité, comme il se remarque à l'égard de l'*Humerus* avec l'*Omoplate*, du *Femur* avec lOs *Innominé*, &c. On a donné le nom de *Genou* à cette articulation, à l'imitation des Méchaniciens qui l'employent à certains instrumens. Elle est plus ou moins profonde, ce qui a donné occasion aux Anciens d'en faire deux especes : Il ont nommé *Enarthrose* la plus profonde, & ont donné le nom d'*Arthrodie* à la plus superficielle.

L'Articulation dont les mouvemens sont bornés à certains sens, a quelque ressemblance avec la *charniere* ; c'est pourquoi les anciens Grecs lui ont donné le nom de *Ginglyme*, qui signifie la même chose ; les Modernes l'appellent par la même raison *charniere*. On peut définir le *Ginglyme* une espece d'*Articulation* avec mouvement, par laquelle deux Os se joignent ensemble par une ou par plusieurs têtes reçûës dans autant de cavités ; & le mouvement qui en résulte, est borné à deux sens seulement.

On distingue en général deux sortes de *Ginglymes* ; l'un parfait, & l'autre imparfait. Le *Ginglyme* parfait est celui qui se fait par plusieurs têtes & plusieurs cavités, & où les deux os se reçoivent mutuellement, comme il se trouve dans la jonction de l'*Humerus* avec l'Os du *coude*, dans celle de la Rotule avec le *Femur*, dans celle du *Tibia* avec l'*Astragal*, & dans celles des *Phalanges* des doigts entr'elles.

Le *Ginglyme* est dit imparfait lorsque la jonction des os ne se fait que par deux éminences reçûës dans deux cavités, comme il se remarque dans l'articulation de l'*Occipital* avec la premiere Vertebre du col, dans celles des Vertebres entr'elles par leur *Apophyses* obliques, dans celle du *Femur* avec le *Tibia*, &c. ou bien lorsque la jonction des deux Os ne se fait que par la réception d'une éminence dans une cavité, comme il se voit dans l'articulation de la premiere Vertebre avec la seconde, au moyen de son Apophyse *Odontoïde*, ou dans celle de l'os du *coude* avec le Rayon, tant dans la partie supérieure, que dans l'inférieure de ces deux os.

La *Diarthrose* obscure, c'est-à-dire, celle qui ne permet que très-peu de mouvement, se remarque principalement aux Os du *Carpe*, & à la plûpart de ceux du *Tarse*.

La *Synarthrose* est cette espece d'Articulation, par laquelle les os sont arrêtés ensemble, pour demeurer fermes dans leur situation : elle se fait de deux manieres ; la premiere est par *Engrainure*, & la seconde est en maniere de Cheville : la premiere peut être divisée en deux especes, une profonde, & l'autre légere. L'*Engrainure* profonde se remarque aux Os larges, & c'est ce que les Anciens ont nommé *Suture*, laquelle se rencontre dans la jonction des os du Crâne. L'*Engrainure* légere est celle qui s'observe dans les os qui sont joints par des surfaces plus étenduës, & dont la jonction extérieure ne paroît pas dentelée ; c'est ce que les Anciens ont appellé *Harmonie*, & ils ont donné pour exemple la jonction des os de la Face.

La seconde espece de *Synarthrose* est nommée *Gomphose*; elle se fait en maniere de clou, ou de cheville qui est reçûë dans un trou ; telle est la réception des Dents dans les cavités des Mâchoires, nommées *Alvéoles*.

Toutes les piéces qui composent le *Squeléte* sont naturellement liées ou unies ensemble ; c'est cette union ou liaison que les Anciens ont nommée *Symphyse* ; on en distingue deux especes , une sans moyen , & l'autre avec moyen.

La *Symphyse* est dite sans moyen, quand les os assemblés sont maintenus dans cet état par eux-mêmes , c'est-à-dire , par leur seule conformation ; tels sont les Pariétaux, qui se soutiennent mutuellement par la structure particuliere de leurs *tenons* & *mortaizes*, c'est-à-dire, des éminences & des cavités qui constituent la *Suture* , & ainsi des autres os du Crâne , &c. Quelques-uns rapportent à la *Symphyse* sans moyen l'union des deux piéces qui composent la Mâchoire inférieure dans les enfans ; mais l'on doit observer que cette union n'est qu'une suite de l'ossification de ces mêmes piéces.

La seconde espece de *Symphyse* , connuë sous le nom de *Symphyse* avec moyen, est celle qui unit , lie ou maintient les os assemblés par le secours des cartilages, des ligamens & des chairs; & c'est ce que les Anciens ont nommé *Synchondrose*, *Syneurose*, & *Syssarcose*.

La *Synchondrose* , qui est la liaison des os par le moyen des cartilages , se voit principalement dans la jonction des Vertebres par leur corps , dans celle des Os *Pubis* entr'eux , &c.

La *Syneurose*, qui est la liaison des Os par les ligamens, se trouve principalement dans toutes les Articulations mobiles. On doit ajouter qu'elle fortifie la *Synchondrose*, comme il se remarque dans la jonction des Vertebres par leur corps, &c.

La *Syssarcose*, qui se fait par le moyen des chairs, est aussi vraie que les deux précédentes, suivant la remarque de M. Winslou; en effet, l'exemple que les Anciens ont donné de la liaison de l'*Omoplate* avec les *côtes*, est très-bien fondé; car quoiqu'il soit vrai de dire, que l'*Omoplate* est attaché du côté de son col & de ses avances à la *Clavicule* & à l'*Humerus*, par des ligamens particuliers, on doit convenir néanmoins que sa base, qui est son extrêmité opposée, n'a absolument d'autre connexion que celle qui se fait par le moyen des Muscles; & sans cette espece d'attache particuliere les mouvemens de cet os ne seroient pas plus réguliers que ceux d'un os déboëté. On doit ajouter que la *Syssarcose* affermit plusieurs des Articulations mobiles. *

* *Voyez l'Anatom. de* M. WINSLOW, *Traité des Os secs*, N°. 158.

ARTICLE IV.

De l'usage des Os.

On peut dire que les Os sont en général à l'égard du Corps, ce que la Charpente est à l'égard d'un Bâtiment ; ils donnent la fermeté & l'attitude au Corps, ils en soutiennent tous les organes, & maintiennent l'Animal dans toutes les situations convenables à ses fonctions.

CHAPITRE III.

De la Tête.

LA premiere partie du *Squeléte*, & en même tems la plus élevée, c'est la *Tête*, qui comprend le *Crâne* & la *Face*.

Le *Crâne* est une boëte osseuse d'une figure approchante de l'ovale ; elle est éminente dans la partie antérieure & dans la postérieure, & applatie sur les côtés.

Le *Crâne* est formé de l'assemblage de huit os, que l'on a distingués en communs & en propres ; parmi ces derniers on compte pour l'ordinaire le *Coronal*, l'*Occipital*, les deux *Pariétaux*, & les *Temporaux*. Les communs font l'Os *Sphénoïde*, & l'*Ethmoïde*, aufquels quelques-uns ajoutent le *Coronal* & même les *Temporaux*.

Tous ces Os font joints entr'eux, & quelques-uns même avec ceux de la Face par des *Sutures*, que les Anciens divifoient en vraies & en faufles ; mais aujourd'hui on n'en reconnoît que de vraies, & on les diftingue en communes & en propres. Parmi les communes on compte la *Sphénoïdale*, qui joint la plus grande partie de l'Os *Sphénoïde* aux Os voifins ; l'*Ethmoïdale*, qui joint l'Os *Ethmoïde* principalement au *Coronal* ; les deux *Zygomatiques*, qui joignent les *Temporaux* aux Os de la *Pomette* ; & enfin la *Coronale*, qui joint le *Coronal* aux *Pariétaux*. Les Anciens en ont admis une cinquiéme, à laquelle ils ont donné le nom de *Tranfverfale* ; elle s'étend tout le long de la partie inférieure du Coronal.

Parmi les Sutures propres on compte la *Sagittale*, qui joint les *Pariétaux* par leur partie fupérieure, la *Lambdoïde*, qui joint l'Occipital aux *Pariétaux* & aux *Temporaux*, & enfin les deux *Temporales* ou les *Squammeufes* des Anciens, qui joignent les *Temporaux* aux *Pariétaux*.

Les Sutures ne servent pas seulement à amortir la violence des coups ausquels le Crâne se trouve exposé , elles empêchent aussi que la fracture faite à une de ses piéces ne se communique aisément à celles qui l'avoisinent ; on peut ajouter que la Dure-Mere communique par leur moyen avec le Péricrâne ; que la Transpiration des parties renfermées dans le Crâne peut se faire avec plus de facilité ; & qu'enfin les endroits des Sutures se trouvant membraneux dans le Fœtus , il en retire un grand avantage par la facilité que les Os du Crâne ont à se rapprocher à la moindre pression.

On rencontre assez souvent entre les Sutures du Crâne , mais surtout dans la *Lambdoïde* , de petits Os de différente grandeur & figure, que les Anatomistes nomment Clefs , & en Latin *Ossa Wormiana.*

On doit observer que dans certains sujets il se voit à la partie supérieure de l'*Occipital*, un os triangulaire d'une étenduë assez considérable , qui le plus souvent se trouve séparé dans sa longueur par une Suture particuliere. On trouve aussi , quoique plus rarement, des sujets où il se rencontre un Os aussi triangulaire, mais plus grand, situé à l'endroit de la Fontanelle. C'est une attention que doivent faire les Chirurgiens dans les plaies de la Tête, pour ne point prendre pour fractures les Stures de ces Os particuliers.

Tous les Os du Crâne sont composés de deux lames nommées Tables, dont l'une est externe, & l'autre interne. Celleci est plus mince, & en même tems plus cassante que l'autre. Il se rencontre entre ces deux lames une substance spongieuse appellée *Diploé*, qui n'est qu'un composé de plusieurs cellules osseuses, qui communiquent les unes avec les autres, & qui contiennent un suc médullaire.

Le *Diploé* n'a point la même épaisseur dans toute l'étenduë du Crâne, y ayant certains endroits où il ne se trouve qu'en petite quantité, & d'autres, où il ne se rencontre point ; c'est une attention que doivent faire les Chirurgiens par rapport à l'opération du *Trépan*.

Du Coronal.

Le premier des Os du Crâne est le *Coronal* ; sa figure est demi-circulaire, & sa situation est à la partie antérieure du *Crâne*. Cet Os a deux faces, une externe, &

une interne ; l'extérne se trouve convexe dans la plus grande partie de son étenduë, & l'interne est concave : on découvre dans la partie inférieure de sa face externe cinq Apophyses, dont quatre sont nommées *Angulaires*, parce qu'elles répondent aux angles des yeux ; quelques-uns les nomment *Orbitaires*, & les distinguent en internes & en externes : La cinquiéme, appellée *Nasale*, sert d'appui aux Os du *Nez* ; on y remarque aussi deux enfoncemens, qu font partie des *Orbites*, & au bord supérieur des *Orbites* deux *trous* nommés *Surciliers*, qui, le plus souvent, ne sont que des *échancrures*. La partie inférieure & moyenne du *Coronal* se trouve échàncrée, pour loger l'Os *Ethmoide* ; & on observe à la jonction de ces deux Os, principalement du côté des *Orbites*, un trou de chaque coté, & quelquefois deux, ausquels on donne le nom de *Trous Orbitaires internes*.

On considére dans la face interne du *Coronal*, deux Fosses nommées *Coronales*, une *Epine*, une *Scissure*, un *Trou* nommé *borgne* ou *épineux*, & plusieurs enfoncemens superficiels qui répondent aux circonvolutions du *Cerveau*.

On découvre dans la partie moyenne & inférieure du *Coronal* les embouchures des *Sinus Frontaux* ou *Surciliers*, qui font creufés dans l'épaiffeur de cet Os, & qui vont communiquer dans le *Nez*. On trouve quelquefois des fujets qui n'ont qu'un de ces Sinus, & d'autres où ils manquent tous les deux.

La rencontre de la Suture Sagittale avec la Coronale, eft nommée *Bregma* : cet endroit fe trouve membraneux dans les enfans du premier âge ; & c'eft ce que l'on nomme la *Fontanelle* ou *Fontaine* de la *Tête*, dont la figure approche d'une *Lofange* ; elle eft formée en partie par le *Coronal*, & en partie par les *Pariétaux*.

Le *Coronal* fe trouve compofé dans les enfans de deux piéces (ce qui fe rencontre quelquefois dans les *Adultes*) ; & pour lors il y a une Suture particuliere qui unit ces deux piéces, laquelle s'étend depuis la *Sagittale* jufqu'à la racine du *Nez*.

Les connexions du *Coronal* font par en haut avec les *Pariétaux*, & par en bas avec l'Os *Sphénoïde*, l'*Ethmoïde*, les Os propres du *Nez*, les Os *Maxillaires*, les Os *Unguis*, & ceux de la *Pomette*.

DES PARIE'TAUX.

Les *Pariétaux* font d'une figure prefque quarrée ; leur fituation eft de chaque côté à la partie supérieure, moyenne & latérale du *Crâne*.

La face externe de ces Os est convexe & assez égale : on y découvre le long de leur partie moyenne & inférieure quelques éminences & cavités, pour faciliter leur jonction avec la partie écailleuse des *Temporaux*. On remarque quelquefois un trou à la partie supérieure & postérieure de ces Os. Dans la face interne ou concave des *Pariétaux*, se rencontrent plusieurs *Scissures*, qui imitent assez bien les nervures d'une feuille de figuier. Dans la partie interne de l'angle antérieur & inférieur de chaque *Pariétal*, se trouve un petit Canal qui répond à ces *Scissures*; & dans la partie interne de l'angle postérieur & inférieur, se remarque une goutiére qui s'unit à une de celles de l'*Occipital*.

Les *Pariétaux* sont joints entr'eux par leur partie supérieure, & se joignent aux *Temporaux* & au *Sphénoïde* par l'inférieure, au *Coronal* par l'antérieure, & à l'*Occipital* par la postérieure.

DE L'OCCIPITAL.

L'*Occipital* occupe la partie postérieure & inférieure de la *Tête* ; sa figure approche de celle d'une *Losange*.

Cet Os est pour l'ordinaire le plus épais, & même le plus dur de tous ceux du *Crâne*, si l'on en excepte l'*Apophyse pierreuse* des *Temporaux*, dont je parlerai ci-après : son épaisseur n'est point la même dans toute son étenduë ; car l'on observe qu'il est fort mince dans ses parties latérales & inférieures.

On considére dans la face externe de cet os, qui est convexe & inégale, deux éminences nommées *Condyles*, qui sont reçuës dans les cavités supérieures de la premiere Vertebre du Col, par son *articulation ginglymoïde* avec cette Vertebre, au moyen de laquelle articulation la tête peut être fléchie & étendue : on considére aussi le long de sa partie moyenne & inférieure, une *Epine perpendiculaire*, & une *Apophyse transversale*, que quelques-uns nomment la *Nuque*, quoique ce nom ne se donne pour l'ordinaire qu'à la partie postérieure & supérieure du Col.

On considére dans la face interne ou concave de l'*Occipital*, une *Epine cruciale*; trois *Scissures*, & quelquefois quatre, en forme de goutieres assez considérables ; deux *Echancrures*, qui s'unissent avec deux autres Echancrures qui appartiennent aux *Temporaux*, & forment ensemble deux *trous* nommés *déchirés* ; cinq *Trous*, dont deux s'ouvrent au-devant des condyles, & deux autres dans la partie postérieure de ces éminences ; ce qui a donné lieu de les nommer Trous *Condyloïdiens*, & de les distinguer en antérieurs & postérieurs. Il y a des sujets où ces derniers ne se rencontrent pas : Le cinquiéme, qui est impair, est le grand *Trou Occipital* ; quatre *Fosses* nommées *Occipitales*, dont il y en a deux supérieures & deux inférieures ; on doit considérer enfin son *Apophyse* anterieure appellée par quelques-uns *Sphenoïdale*, & par d'autres *Basilaire*, laquelle se joint au corps du Sphenoïde, au moyen d'un Cartilage. Les autres connexions de l'*Occipital* sont par Suture avec les *Pariétaux* & les *Temporaux* : Il est joint outre cela avec la premiere Vertebre du Col par un *Ginglyme* à deux têtes, & enfin à une Apophyse particuliere de la seconde par deux forts ligamens.

DES OS DES TEMPES.

Les Os des *Tempes* ou les *Temporeaux*, sont situés aux parties latérales, moyennes & inférieures du *Crâne*.

Leur figure est assez irréguliere : on les divise pour l'ordinaire en deux parties, une supérieure appellée *Ecailleuse*,

& une inférieure nommée *Pierreuſe* ; ces deux parties ſe ſéparent aiſement l'une de l'autre dans les jeunes ſujets ; mais dans la ſuite elles s'uniſſent ſi étroitement , qu'il n'eſt plus poſſible de les ſéparer.

On obſerve que la face externe de chaque *Temporal* eſt un peu convexe & aſſez unie dans la partie écailleuſe, & très-inégale dans la partie *pierreuſe*. Il paroît ſur la face externe de ces os des éminences & des cavités ; ces éminences ſont des Apophyſes qui ont reçu divers noms. La premiere, ou l'antérieure, eſt nommée *Zygomatique* ; elle ſe joint à une autre apophyſe de l'os de la *Pomette*, pour former enſemble une *arcade* nommée *Zygoma*. La ſeconde apellée *Tranſverſale*, ſert de baſe à la *Zygomatique*. La troiſiéme eſt nommée *Maſtoïde*, & la quatrieme *Styloïde*. A l'égard des cavités, on obſerve d'abord quatre *conduits*, dont l'un répond à l'oreille extérieure : c'eſt à la fin de ce *conduit* que ſe trouve attachée une membrane très-mince, appellée la *membrane du Tambour* ; elle fait la ſéparation de l'oreille externe d'avec l'interne ; ce conduit manque dans le Fœtus, & alors la membrane du Tambour ſe trouve enchaſſée dans un Cercle particulier nommé *cercle osseux* : derriere cette membrane se rencontre une cavité appellée la *caisse du Tambour*, dans laquelle on trouve quatre Osselets connus sous les noms de *Marteau*, d'*Enclume*, d'*Etrier*, & d'*Orbiculaire*.

On considére au *Marteau* une tête & un manche. La Tête a des éminences & des cavités pour son articulation *ginglymoïde* avec l'*Enclume* ; ou voit aussi à cet os une Apophyse grêle, nommée Apophyse de *Rau*. L'*Enclume* a un corps & deux branches ; à l'*Etrier* se rencontre une tête qui est un peu cave, & une base ; & l'*Orbiculaire* a deux faces convexes. Le *Marteau* est attaché par son manche à la *Membrane du Tambour* ; l'*Enclume* est joint par son corps à la tête du *Marteau* ; l'*Orbiculaire* est joint à l'extrêmité de la longue branche de l'*Enclume*, & outre cela à la tête de l'*Etrier* : ce dernier appuye par sa base sur le bord d'une ouverture appellée *Fenêtre ovale*, il se trouve encore dans la *caisse du Tambour* une seconde ouverture nommée *Fenêtre ronde*, laquelle est fermée par une membrane très-mince ; ces deux ouvertures communiquent dans la seconde partie de l'oreille *interne*, connuë sous le nom de *Labyrinthe*, & qui est composée des trois *canaux demi-circulai-*

res du *Vestibule*, & du *Limaçon* : on considere enfin dans la partie antérieure de la *caisse du Tambour*, l'extrêmité d'un *conduit* particulier qui communique dans le fond de la bouche ; on l'appelle la *Trompe* d'*Eustache*. Ce conduit est nommé *Aqueduc* par quelques-uns, mais improprement.

Le troisiéme conduit, qui se remarque dans la face externe du *Temporal*, est connu sous le nom de *conduit de la Carotide*, parce que l'Artére de ce nom y passe ; celui-ci pénétre dans l'intérieur du crâne. Le quatrieme conduit, nommé *Aqueduc de Fallope*, pénétre aussi dans le crâne ; son orifice interieur répond dans le Trou auditif interne, dont je parlerai ci-après ; & l'extérieur se trouve entre l'Apophyse Mastoïde, & la Styloïde, d'où vient qu'on l'a nommé *Trou Stylo-Mastoïdien*.

On observe outre cela une *Cavité Glénoïde* placée immédiatement derriere l'*Apophyse transversale*, que j'ai dit servir de base à la *Zygomatique*, laquelle cavité reçoit le *condyle* de la *Mâchoire* inférieure. On considére enfin la *Fosse Jugulaire*, à la formation de laquelle l'*occipital* a aussi quelque part.

On remarque dans la face interne du

Temporal

Temporal une Apophyse nommée *Pier-reuse*, qui renferme la seconde partie de l'Oreille interne, appellée *Labyrinthe.* Cette Apophyse a deux faces, une antérieure, & une postérieure ; sur l'antérieure se voit un petit trou qui communique dans l'*aqueduc de Fallope* ; & sur la postérieure se remarque aussi un trou nommé *Auditif* interne, qui est beaucoup plus considérable que le premier ; c'est dans le trou *Auditif* interne que se trouve le commencement de l'*aqueduc de Fallope*, comme je l'ai dit. On voit aussi sur cette même face une échancrure qui se joint à celle de l'occipital, pour former le trou déchiré, & outre cela deux scissures ou gouttieres, une grande & une petite, enfin l'orifice du *trou Mastoïdien* : celui-ci ne se rencontre pas dans tous les sujets.

Les *Temporaux* font partie de la *Fosse occipitale* inférieure, & la plus grande portion de celle que l'on nomme *Temporale.*

Les *Temporaux* font joints aux Pariétaux, aux os de la Pomette, au Phénoïde, & à l'occipital, & se trouvent outre cela articulés avec la Mâchoire inférieure.

C

DE L'OS SPHÉNOÏDE.

L'os *Sphénoïde*, autrement dit l'os *Basilaire* ou *cunéiforme*, a une figure approchante de celle d'une chauve-souris, dont
les aîles sont étendues : il est situé au milieu de la base du crâne. On distingue
dans cet os un corps & deux branches
communément appellées les *apophyses*
plattes du Sphénoïde.

On y considére aussi deux faces, une
externe, & l'autre interne : La face externe
ne a cinq *Apophyses*, deux *trous*, deux
Sinus, & six *échancrures*. De ces apophyses il y en a deux qui sont nommées *Ptérygoïdes*, à chacune desquelles on distingue
deux *aîles*, l'un externe & l'autre interne : A la partie inférieure de l'*aîle interne* se trouve un *bec osseux*, autour duquel
passe le tendon d'un Muscle. La troisiéme & la quatriéme apophyse sont dites
épineuses ; & la cinquiéme qui est placée
entre les deux *Ptérygoïdes*, est appellée
la *crête du sphénoïde*. Les trous sont nommés *Ptérygoïdiens*. Les Sinus, appellés
sphénoïdaux, s'ouvrent dans le Nez. Des
échancrures il y en a deux *antérieures*, deux
postérieures, & deux *inférieures* ; les antérieures aident à former les fentes *sphenoï-*

des maxillaires, & les trous nommés *spheno-palatins* : Et les inférieures se trouvent entre les aîles des *apophyses ptérygoïdes,* pour recevoir une portion des os du Palais.

Cet os fait partie de huit Fosses, sçavoir des deux *nasales,* des deux *ptérygoïdiennes,* des deux *orbitaires,* & des deux *zygomatiques.*

On considére dans la face interne du *sphénoïde* quatre *apophyses* nommées *clinoïdes;* deux *fentes* appellées *sphénoïdales;* huit *trous,* quatre de chaque côté, sçavoir l'*optique,* le *maxillaire supérieur,* le *maxillaire inférieur,* & le trou pour l'artére de la *dure-mere;* une *fosse* nommée *pituitaire* ou *selle* à cheval, aux côtés de laquelle se trouvent deux échancrures. Cet os fait partie des deux fosses nommées *temporales.*

L'os *sphénoïde* est joint avec tous les os du *crâne,* & outre cela avec ceux de la Pomette, les os *maxillaires,* ceux du *Palais,* & le *Vomer.*

DE L'ETHMOÏDE.

L'os *Ethmoïde,* ou l'os *cribleux,* ainsi dit, parce qu'en le regardant du côté du crâne, on le voit percé d'une infinité de trous comme un crible, est situé à la partie antérieure de la base du crâne, se trouvant comme enchassé dans une échancrure particuliere du coronal.

La figure de l'*Ethmoïde* n'est point réguliere : on peut dire néanmoins qu'elle approche plus de celle d'un cube, ou d'un dez à jouer, que de tout autre, pouvant être distingué en six faces ; une supérieure, une inférieure, une antérieure, une postérieure, & deux latérales.

L'os *Ethmoïde* étant examiné dans sa face externe, paroît composé de trois parties, d'une moyenne, & de deux latérales. La partie moyenne est une lame osseuse, qui fait la portion supérieure de la cloison du *Nez* ; elle se joint au *Vomer*, qui en forme la portion inférieure. Les parties latérales de l'*Ethmoïde* peuvent être distinguées chacune en deux portions, quoique continues l'une avec l'autre. De ces deux portions, il y en a une supérieure, qui est cellulaire & anfractueuse ; & une inférieure, qui a quelque rapport à un cornet ou à une coquille de moule ; d'où lui vient le nom de cornet ou de coquille supérieure du Nez, pour la distinguer des cornets inférieurs, que je décrirai ci-après : Elle a une partie convexe, qui est du côté de la cloiſon , & une concave qui eſt du côté oppoſé.

Il ſe trouve du côté de la cloiſon, une eſpéce de rainure ou de fente entre les deux portions qui compoſent chaque partie latérale de l'os *Ethmoïde* : c'eſt dans cette rainure ou eſpéce de fente que les cellules de l'os *Ethmoïde* s'ouvrent pour communiquer dans le nez ; car dans tout le reſte de la portion cellulaire , les cellules ſont fermées pour la plûpart par les os voiſins auſquels cette potion ſe trouve jointe : en effet elles le ſont par en haut par le *coronal* ; & les *ſinus* nommés *frontaux* s'abouchent pardevant avec ces cellules : Par la partie poſtérieure & par l'inférieure, ces cellules ſont fermées par les os du *Palais*, l'os *ſphénoïde*, & les *maxillaires* : Enfin par la partie externe du côté de l'orbite, ces cellules ſont bouchées par l'os *Unguis*, & par une lame fort égale , dont les Anciens faiſoient un os particulier qu'ils ont nommé *os Planum*.

On conſidére dans la face interne de l'os *Ethmoïde* une lame nommée cribleuſe ; les trous qui s'y trouvent retiennent le nom des *Nerfs olfactifs* qui y paſſent. Cette lame ſe trouve traverſée , ſuivant ſa longueur, par une éminence nommée *crista galli*, qui paroît continuë avec la lame osseuse qui sépare les deux corps cellulaires, dont je viens de parler.

L'os *ethmoïde* est joint avec le *coronal*, l'os *sphénoïde*, les os du *nez*, les os *maxillaires*, les os *unguis*, les os du *palais*, & le *vomer*.

C'est dans le crâne que se trouvent renfermés le *cerveau*, le *cervelet*, & la *moëlle allongée*; & c'est par les trous ou fentes dont je viens de parler que sortent les Nerfs qui en sont produits, pour se distribuer dans les différentes parties du corps. Il y a plusieurs de ces ouvertures qui donnent aussi passage aux vaisseaux sanguins qui fournissent le sang au cerveau, &c. ou qui reçoivent le résidu de cette liqueur. Le grand trou de l'*occipital* donne passage à des nefs, à des vaisseaux sanguins, & outre cela à la moëlle allongée qui va gagner le canal des Vertebres, où elle prend le nom de *moëlle* de l'*épine*.

DE LA FACE.

La Face est composée de deux mâchoires, l'une supérieure & l'autre inférieure. La supérieure est faite de l'assemblage des treize os, sans y comprendre les *dents*. Ces os sont les os propres du *nez*, les *maxillaires*, les os *unguis*, ceux de la *pomette*, les *lames inférieures* du *nez*, les os du *palais*, & le *vomer*.

DES OS PROPRES DU NEZ.

Les os propres du Nez forment la partie supérieure de la voûte du Nez ; leur figure approche de la quarrée ; leur face externe est un peu convexe & assez unie, & l'interne est concave & inégale : la partie supérieure de ces os se trouve beaucoup plus épaisse que l'inférieure ; celle-ci se trouve comme découpée inégalement, pour favoriser l'attache des cartilages du Nez.

Ces deux os forment au-dedans du Nez, le long de leur union, une rainure longitudinale, qui reçoit la lame osseuse de l'*ethmoïde*, sur laquelle ces os sont appuyés, de même que sur la partie inférieure & moyenne du *coronal*, & se trouvent aussi joints à une avance des os *maxillaires*. On remarque, pour l'ordinaire, aux os du Nez un ou deux petits trous.

C iij

DES OS MAXILLAIRES.

Les os *Maxillaires* forment la plus grande partie de la mâchoire ; leur figure est assez irréguliere, & leur situation est à la partie moyenne de la *face*. Ces os se trouvent un peu enfoncés dans leur partie antérieure ; c'est cet enfoncement que quelques-uns nomment *fosse maxillaire*. Ils font outre cela partie de quatre *fosses*, sçavoir, de l'*orbitaire*, de la *palatine*, de la *nasale*, & de la *zygomatique*.

On remarque à chaque os *maxillaire* trois *apophyses* ; la premiere se nomme l'*angle* de l'os Maxillaire, elle fait partie de la voute du nez, d'où vient qu'on l'a aussi nommée *nasale* ; la seconde est connuë de quelques-uns sous le nom de *malaire* ; la troisiéme est appellée *épine*, laquelle étant unie avec celle du *maxillaire* opposé, forme ensemble une *crête* pour l'attache du cartilage qui fait partie de la cloison du Nez.

On observe aussi à l'os *maxillaire* un *conduit* nommé *maxillaire supérieur*, qui régne le long de la partie inférieure de l'*orbite*, & dont l'orifice extérieur est connu de quelques-uns sous le nom de *trou orbitaire externe* : On y trouve un trou à côté de l'épine, lequel se termine dans sa partie inférieure par une échancrure, qui s'unissant avec une semblable de l'autre os *maxillaire*, forme un trou dans la partie antérieure du palais, connu sous le nom de *trou incisif* : On rencontre dans la face externe de cet os des petits trous qui n'ont point de nom particulier : On considére aussi à l'os *maxillaire* trois échancrures ; il y en a une qui se rencontre à l'entrée de la Fosse nasale ; la seconde est à l'entrée de la Fosse orbitaire ; & la troisiéme fait la plus grande partie du conduit nasal.

On découvre dans la face interne de chaque os *maxillaire*, qui fait partie de la *fosse nasale*, l'orifice du *sinus maxillaire*, qui est une cavité très-considérable creusée dans l'épaisseur de ces os. On observe enfin le long de leur partie inférieure plusieurs petites fosses nommées *alvéoles* ; elles sont creusées dans leur épaisseur, & leur nombre le plus ordinaire, dans un sujet adulte, est de huit à chacun de ces os.

Les os *maxillaires* sont joints l'un à l'autre, & outre cela avec le *coronal*, l'*ethmoïde*, le *sphénoïde*, les os *unguis*, les os de la *pomette*, les os propres du *nez*, ceux du *palais*, le *vomer*, & les lames inférieures du *nez*.

C v

DES OS UNGUIS.

Les os *Unguis*, ainſi dits à raiſon de leur figure & de leur peu d'épaiſſeur, ſont ſitués à l'entrée des *orbites* du côté du nez, étant joints avec le *coronal*, l'os *maxillaire*, la *lame* inférieure du nez, & enfin avec l'os *ethmoïde*, & l'os *planum* : Ce dernier recouvre, comme j'ai déja dit, du côté de l'*orbite*, une partie des cellules de l'os *ethmoïde*, l'autre partie ſe trouvant recouverte par l'os *unguis*.

On conſidére aux os *unguis* deux faces ; l'interne ſe trouve un peu convexe & inégale, & l'externe un peu concave : celle-ci a dans ſa partie antérieure une *échancrure* qui ſe joint à celle de l'*apophyſe naſale* de l'os *maxillaire*, pour former enſemble un canal particulier nommé *naſal*, qui répond dans le nez. On découvre tout le long de l'échancrure de l'os *unguis* un grand nombre de très-petits trous.

DES OS DE LA POMETTE.

Les os de la *Pomette* ont chacun une figure quadrangulaire ; & les quatre angles qui les terminent, peuvent être diſtingués en deux antérieurs, en un supérieur, & un postérieur : Ces os sont joints par leurs angles antérieures à l'os *maxillaire*, par le supérieur au *coronal* & à l'os *sphénoïde*, & par le postérieur à l'*apophyse temporale*; & de l'union de cet angle postérieur avec l'*apophyse temporale*, est formée une arcade que les Anatomistes nomment *zygoma*, qui signifie *joug*.

On peut distinguer à chaque os de la *pomette* trois faces, une externe, une interne & une supérieure. L'externe fait l'éminence de la joüe; l'interne fait partie de la fosse *zygomatique*; & la supérieure fait partie de la fosse *orbitaire*. On peut aussi considérer à ces os deux échancrures, dont l'une fait le bord inférieur de l'*orbite*, & l'autre est à la partie supérieure du *Zygoma*. On observe, pour l'ordinaire, dans la face externe de ces os, un & quelquefois deux petits trous qui répondent dans l'*orbite*.

DES LAMES INFE'RIEURES DU NEZ.

Les *Lames inférieures du nez*, nommées de quelques-uns les *cornets*, ou les *coquilles inférieures* du nez, sont d'une figure approchante de celle de la moitié

d'une coquille de moule. Ces os font fitués dans la partie inférieure des foſſes
naſales ; de telle maniere que l'on peut
confidérer à chacun deux faces, une externe qui eſt concave, & une interne qui
eſt convexe ; celle-ci regarde la cloiſon
du nez.

Ces os ſe trouvent plus larges par leur
extrêmité antérieure que par la poſtérieure ; leur bord inférieur eſt un peu arrondi, & le ſupérieur a une *apophyſe* &
une *échancrure* ; c'eſt par ce dernier bord
que ces os ſe joignent aux os *maxillaires*
& à ceux du *palais*, & s'avancent même juſqu'aux os *unguis.* Les lames inférieures du *nez* couvrent de chaque côté
l'orifice inférieur du canal *naſal.*

DES OS DU PALAIS.

Les os du *Palais* que les Anciens ont
cru d'une figure quarrée, en ont une
très-irréguliére. Ils font ſitués à la partie poſtérieure de la voute du *palais*, d'où
ils s'avancent juſqu'au fond de l'*orbite*, en
montant le long des *apophyſes ptérygoïdes.*
On peut diſtinguer quatre parties à chacun de ces os ; ſçavoir, une ſupérieure
appellée *orbitaire*, deux inférieures, dont
l'une eſt nommée *palatine*, & l'autre *ptéry-*

goïdienne, & la quatriéme est appellée *Mo-*
yenne, ou *Nasale*, par raport à sa situation. On y considére aussi deux Echancrures, & un Trou : de ces échancrures, une
aide à former un conduit particulier, dont
l'orifice se remarque à la partie postérieure
du Palais ; on le nomme Trou *gustatif*,
ou *palatin postérieur*, pour le distinguer
du Trou *incisif*, connu de quelques-uns
sous le nom de Trou *palatin antérieur* :
l'autre échancrure aide à former le Trou
spheno-palatin, nommé de quelques-uns
ptérygo-palatin. Le Trou qui est propre à
chaque os du Palais, se voit à la partie la
plus postérieure de ces os ; il pénétre dans
le conduit dont l'orifice est appellé Trou
gustatif.

Ces os font partie des Fosses *nasales*,
palatines, *ptérygoïdiennes* & *orbitaires*, &
partie des parois des *Sinus maxillaires*, &
sphénoïdaux.

Les *os* du *palais* font joints l'un à l'autre, & outre cela aux *os maxillaires* au
vomer, à l'*Ethmoïde*, *aux lames inférieu-*
res du *nez*, & au *sphénoïde*.

Du Vomer.

Le *vomer* est cet Os qui fait la partie
inférieure de la cloison du nez. Sa figure
approche de celle d'un quarré oblique ;

on y diftingue deux faces , une à droite, & l'autre à gauche ; deux bords ; l'un fu-périeur, & l'autre inférieur : le fupérieur a une rainure pour recevoir une portion de la Lame offeufe de l'os *Ethmoïde* avec le Cartilage qui acheve la cloifon ; il a outre cela une cavité plus confidérable qui reçoit la *crête* du *fphénoïde*. Le bord inférieur du *vomer* eft mince & irrégulie-rement dentelé ; il eft reçû dans une rai-nure qui fe trouve tout le long des Os Maxillaires & des Os du Palais à l'en-droit de leur union : la partie poftérieu-re & inférieure du *vomer* eft un peu tran-chante , elle ne touche à aucun Os , & s'étend depuis les Os du Palais jufqu'à la Crête du *fphénoïde*, vers laquelle le tran-chant du *vomer* s'efface.

DE LA MACHOIRE INFE'RIEURE.

La Mâchoire inférieure eft compofée de deux pieces dans les jeunes fujets, fans y comprendre les Dents. Ces deux piéces s'uniffent avec l'âge d'une telle maniere, qu'il n'eft plus poffible de les féparer, & la Mâchoire pour lors n'eft compofée que d'une feule , dont la figure approche de celle d'un Fer à Cheval. On y confidéré deux faces, une externe, qui eft convexe,

& une interne, qui est concave : on peut
aussi y distinguer un corps, & deux branches ; le corps se trouve comme partagé
dans son milieu par une ligne un peu saillante, qui marque l'endroit de l'union
des deux piéces qui composent la Mâchoire inférieure dans les enfans ; c'est
cette Ligne que l'on nomme la *symphyse*
du Menton : tout le bord supérieur de
cette Mâchoire se trouve garni de plusieurs cavités nommées *alvéoles*, dont le
nombre le plus ordinaire, dans un sujet
adulte, est de seize. Le bord inférieur appellé la Base, a deux lévres, distinguées
en externes & en internes. Les branches
se portent en arriere, & se terminent en
bas par deux angles, & en haut par quatre *apophyses*, dont les antérieures font
nommées *coronoïdes*, & les postérieures
condyloïdes ; ces *apophyses* se trouvent séparées par une *échancrure*. On découvre
dans la face interne de la partie postérieure
de la Mâchoire inférieure, l'ouverture
d'un Conduit qui régne tout le long de
cette Mâchoire, & vient s'ouvrir au Menton par un trou qu'on a nommé, à raison de sa situation, *mentonnier*.

La Mâchoire inférieure est jointe avec
les os des *tempes* par une articulation
qui tient & du *Ginglyme*, & de l'*Arthro-*

die, au moyen de laquelle articulation la Mâchoire peut s'abbaisser, se relever, & outre cela se porter en devant, en arriere, & sur les côtés. On trouve dans cette articulation trois Cartilages, sçavoir, un qui recouvre le *condyle*, un second pour la *cavité glénoïde*; celui-ci s'avance sur l'*apophyse transversale*, qui fait le bord antérieur de cette cavité: Le troisiéme, placé entre-deux, a la même étenduë que le second; il se trouve attaché par sa circonférence au Ligament orbiculaire de cette articulation. Il faut observer que les *condyles* ne restent pas toûjours logés dans les cavités *glénoïdes* pendant tous les mouvemens de la Mâchoire; car quelquefois ils s'avancent jusques sur l'*Apophyse transversale*; ce qui a donné occasion à un célébre Anatomiste de nommer cette éminence *apophyse articulaire*.

DES DENTS.

Les Dents sont les Os les plus blancs, & en même tems les plus durs du *Squeléte*; on les distingue en *incisives*, en *canines*, & en *molaires*. Les *incisives* sont les plus antérieures; les *molaires* sont les plus postérieures; & les *canines* sont entre-deux. On compte quatre *incisives* pour chaque Mâchoite , deux *canines* , & dix *molaires*; ce qui fait le nombre de trente-deux , qui est le plus ordinaire dans les adultes. On nomme *oeilleres* les *canines* de la Mâchoire supérieure.

On distingue dans chaque Dent deux parties , sçavoir , une qui est apparente , & que l'on nomme le Corps ou la Couronne de la Dent , & l'autre qui est cachée dans l'*alvéole* ; celle-ci est dite sa Racine, dont la longueur est plus considérable que celle du Corps : ces deux portions sont distinguées par une espece de ligne circulaire , que l'on nomme le Collet de la Dent.

La différence qui se remarque dans la conformation extérieure du corps des *incisives* , des *canines* , & des *molaires* , les rend propres à des usages différens. On observe que le corps des *incisives* est tranchant par l'extrêmité opposée à la racine , un peu convexe par devant, & cave par derriere : cette disposition rend ces Dents propres à couper les alimens. Les Dents *canines* ont leur corps plus arrondi , plus épais , & plus solide que celui des *incisives* ; & l'extrêmité de leur corps, opposée à la racine, est taillée en pointe émoussée : cette disposition rend ces Dents non-seulement très-propres à percer les alimens, mais encore à les tenir fermes pendant que l'on fait effort pour les rompre, ou les déchirer : elles servent aussi à ronger les alimens qui sont propres à l'être ; de la vient que naturellement on les porte sous ces Dents.

Le corps des *molaires* en général est presque quarré ; il se trouve applati à son extrêmité, quoique pourtant garni de petites éminences, & cavités ; cette disposition rend ces Dents très-propres à briser & à broyer les alimens les plus durs; elles perfectionnent aussi la division de ceux qui ont échappé à l'action que les *incisives* & les *canines* avoient commencée.

Les *dents incisives*, les *canines*, & les plus antérieures des *molaires* n'ont pour l'ordinaire qu'une racine, au lieu que les autres en ont deux ou trois, quelquefois quatre, & rarement cinq. On observe que la derniere *molaire*, tant de l'une que de l'autre Mâchoire, a son corps moins gros que les deux Dents qui la précédent, & qu'elle n'a ordinairement que deux racines presque toujours unies entr'elles dans toute leur étenduë. L'alvéole qui reçoit une Dent qui a plusieurs racines, a autant de loges particulieres que la Dent a de racines, & ces différentes loges sont

séparées les unes des autres par une substance osseuse, qui paroît spongieuse.

Les Dents Molaires de la Mâchoire
supérieure ont ordinairement leurs racines plus écartées par leur extrêmité, que
celles de la Mâchoire inférieure ; il se
trouve quelquefois de ces racines qui sont
fort écartées par leur base proche le corps
de la Dent, & qui se courbent ensuite,
de maniere qu'elles se touchent par leur
extrêmité ou par leur pointe. Ce sont ces
Dents que l'on nomme *dents barrées*, si
difficiles & si dangereuses à ôter, par la
nécessité où l'on est d'emporter avec elles
la substance osseuse qui occupe l'intervalle des racines.

Les racines des Dents sont creuses dans
toute leur étendue ; & on observe que
cette cavité diminuë avec l'âge : elle se
trouve tapissée d'une Membrane qui sert
de guaine aux vaisseaux qui y sont renfermés, c'est-à-dire, à un Nerf, à une Ar-
tere & à une Veine.

Le corps de la *dent* est fait de deux substances; la plus intérieure paroît la même
que celle qui compose la Racine, & la
plus extérieure au contraire en différe
beaucoup, celle-ci étant très-blanche, &
si dure que le burin & la lime ne peuvent agir sur elle que très-difficilement :

C'est cette substance que l'on nomme *l'émail de la dent* , qui n'a guéres plus d'un tiers de ligne d'épaisseur , & qui se trouve formé avant la sortie de la dent. L'émail étant une fois usé, ne se répare plus, & pour lors la substance intérieure de la *dent* se laissant pénétrer plus aisément par les corps extérieurs , elle devient plus sensible au froid & au chaud ; c'est pourquoi elle se trouve pour lors plus disposée à se carier.

Les dents sont jointes aux mâchoires par cette espéce de *synarthose* appellée *gomphose* , c'est-à-dire , qu'elles se trouvent enchassées dans les *alvéoles* par leurs racines , où elles sont affermies par les gencives , qui s'attachent étroitement au collet de la dent. Les gencives ont un ressort particulier, de même que *l'alvéole* ; c'est par ce ressort que l'on explique comment une dent qu'on a remise dans son *alvéole* immédiatement après en avoir été tirée, s'y raffermit, & y reste souvent toute la vie. Il faut observer que toutes les racines des dents se trouvent couvertes du Périoste, de même que les autres os.

Il est rare que les dents sortent de leurs *alvéoles* avant la naissance ; & lorsqu'il se trouve des enfans d'un tempérament aſſez fort pour pouſſer des dents avant la naiſſance, ce ne ſont tout au plus que quelques *inciſives*. Si l'on examine dans les mâchoires d'un jeune ſujet les dents encore renfermées dans leurs *alvéoles*, on obſerve d'abord que ces petites loges ſont fermées du côté du bord des mâchoires par la *gencive*, qui paroît dans les premiers tems comme tendineuſe, & qui ne devient molle, tendre, & vermeille que vers le ſixiéme ou ſeptiéme mois. La *gencive* étant enlevée, & l'*alvéole* mis à découvert, on y trouve autant de *germes* qu'il y a d'*alvéoles*. Chaque *germe* de dent ſe montre ſous la forme d'une petite *veſſie membraneuſe*, parſemée d'une infinité de Vaiſſeaux ſanguins, qui fourniſſent dans ſa cavité l'*humeur mucilagineuſe*, ou *gélatineuſe*, qui s'y rencontre; cette humeur tranſpire par les pores de la véſicule, & ſe répandant ſur ſa ſurface externe, y forme la premiere couche de chaque dent; cette couche en ſe durciſſant prend la forme du corps de la dent qu'elle doit produire.

On conçoit aiſément que de nouvelles couches ſuccédant aux premieres, & recevant les mêmes modifications, ne manqueront pas, par leur union entr'elles, de former le corps & même la racine des dents. On conçoit auſſi qu'à meſure que le volume de la dent augmente, la *gen-cive* doit être comprimée, tenduë, & même diviſée par l'effort que la dent fait contr'elle : on ne ſera pas ſurpris que la diviſion de la gencive ſoit faite plûtôt par les *dents inciſives*, que par les *molaires*, ſi l'on fait attention que les unes ſont mouſſes, & les autres tranchantes ; & pour peu que l'on faſſe réfléxion que la gencive eſt compoſée principalement de l'union du *périoſte* des mâchoires avec la membrane interne de la bouche, on ne s'étonnera nullement que l'éruption ou la ſortie des dents ſoit accompagnée de douleur, de fiévre, &c. C'eſt pour délivrer l'Enfant des ſuites funeſtes de ces accidens, que l'Auteur de la Nature a fait que les dents ne ſortent pas toutes à la fois. En effet, on obſerve que leur éruption commence pour l'ordinaire environ le ſixiéme, le ſeptiéme, ou le huitiéme mois, & quelquefois plus tard, à la mâchoire inférieure, par une des *inciſives* les plus antérieures ou les plus voiſines de la *ſymphiſe* ; quinze jours après la dent la plus prochaine ſort ; les deux inciſives les plus antérieures de la mâchoire ſupérieure ſe montrent quelques jours enſuite ; & il en perce après

cela deux en bas à côté des premieres ,
& puis deux en haut : les quatre premieres d'en bas étant sorties , les deux *canines* inférieures , & les deux supérieures
paroissent ; c'est-là l'ordre ordinaire de la
sortie de ces dents.

Les *dents molaires* ne se montrent que
vers l'age de deux ans , auquel tems il en
sort quatre en bas , & quatre en haut :
ainsi les enfans ont ordinairement vingt
dents à l'âge de deux ans , ou environ; &
ce sont-là ce que l'on nomme les *dents de
lait*.

L'enfant demeure en cet état jusques
vers la septiéme année ; alors il en perce
encore quatre autres derriere les premieres:
à quatorze ans il en vient quatre de plus ;
& enfin vers la vingtiéme année on voit
paroître les quatre dents que l'on nomme
dents de sagesse ; ce qui fait en tout le
nombre de trente-deux : quelquefois ces
dernieres dents ne viennent qu'à l'âge de
cinquante ans , & même plus tard.

A l'âge de sept à huit ans, les *dents incisives*, les *canines*, & les premieres *molaires*
tombent dans le même ordre qu'elles sont
venuës. Pour concevoir la véritable cause
de la chûte de ces dents , il faut observer
que les vingt premieres sont doubles; cela
étant , à mesure que la seconde dent

croît, elle doit pousser nécessairement la premiere jusqu'à ce qu'elle lui céde la place: La premiere résistant quelquefois à la pression de celle qui lui succede, celle-ci perce pour lors la *gencive*, tantôt en dedans, tantôt en dehors, & paroît tortuë. La premiere dent étant ôtée, ou tombée d'elle-même, la dent nouvellement venuë se redresse peu-à-peu, & prend la place que celle d'en bas occupoit auparavant ; ce qui prouve la nécessité d'arracher les premieres dents pour peu qu'elles branlent.

Les dents ne servent pas seulement à diviser les alimens, & à orner la bouche, elles servent aussi à la prononciation de certaines Lettres. Ce dernier usage regarde principalement les dents *incisives* & les *canines.* *

Répétition des cavités qui se remarquent à la tête.

Les Cavités qui se remarquent à la tête, sont des *trous*, des *conduits*, des *fosses*, des *sinus*, des *scissures*, & des *échancrures* ; & elles sont, tant les unes que les autres, internes & externes, communes, propres, en nombre pair, & en nombre impair.

* *Voyez le Chirurgien Dentiste par M. Fauchad. Chir. Dentiste.*

Les

Les trous internes, ainsi dits parce qu'-
ils pénétrent dans le crâne, font au nombre de vingt-huit, quatorze de chaque
côté : fçavoir, les *olfactiques*, les *opti-*
ques, les *déchirés* antérieurs, les *maxil-*
laires fupérieurs, les *maxillaires* inférieurs, les *petits ronds*, les *auditifs*, les
déchirés poftérieurs, les *maftoïdiens*, les
condyloïdiens antérieurs, les *condyloïdiens*
poftérieurs, & ceux des *pariétaux* ; aufquels il faut ajouter les *orbitaires* internes,
& les trous qui fe remarquent à la face antérieure de l'apophyfe pierreufe qui communiquent dans l'*aqueduc* de fallope. De
ces trous, il y en a huit communs ; fçavoir, les *déchirés*, tant antérieurs que poftérieurs, les *orbitaires* internes, & le plus
fouvent les *maftoïdiens*.

Il y a outre cela deux trous internes impairs ; fçavoir, le grand *trou de l'occipital*,
& l'*épineux*.

Les trous externes ne font qu'au nombre de quinze ; fçavoir, les *furciliers*, les
orbitaires externes, les *palatins* poftérieurs
(nommés par quelques-uns *guftatifs*,)
les *ptérygoïdiens*, les *fphéno-palatins*, ceux
que l'on nomme *ftylo-maftoïdiens*, & les
mentonniers, aufquels on doit ajouter l'*in-*
cifif, ou le *palatin* antérieur.

Il y a quatre conduits intérieurs ;

Tome I. D

sçavoir, deux pour les artéres *carotides*, &
deux autres qui sont connus sous le nom
d'*aquéduc de fallope.*

Il y a dix conduits extérieurs, cinq de
chaque côté; sçavoir, le *nasal*, le *maxillaire* supérieur, le *maxillaire* inférieur ,
celui qui répond à l'*oreille* extérieure, &
la *trompe d'Eustache.*

Il y a deux fentes intérieures nommées *sphénoïdales* , & deux extérieures
connuës sous le nom de *sphéno-maxil-
laires.*

Il y a neuf fosses intérieures; sçavoir,
deux *coronales* , deux *temporales* , quatre
occipitales , & la *pituitaire* ou *selle à cheval.*

On compte treize fosses extérieures;
sçavoir, deux *orbitaires* , deux *nasales* ,
deux *ptérygoïdiennes* , deux *maxillaires* ,
deux *temporales*, deux *jugulaires* , & une
palatine.

On considére onze scissures dans l'intérieur du crâne ; sçavoir, une au *coronal,*
celle qui régne le long de la *future sagittale* , toutes celles des *pariétaux* , que
l'on ne compte que pour une , deux à
chaque os *temporal* , & trois à l'*occipital.*

Il y a six sinus extérieurs , trois de
chaque côté ; sçavoir , deux *frontaux* ,

deux *maxillaires*, & deux *sphénoïdaux* ; aufquels on pourroit ajouter les cellules de l'os *ethmoïde*, & celles de l'*apophyfe maftoïde*.

Nous examinerons dans la fuite l'ufage de toutes ces differentes cavités ; car il n'y en a aucune qui n'ait un ufage connu, fi l'on en excepte les trous du crâne nommés *déchirés* antérieurs, qui font fermés par la *dure-mere*.

DE L'OS HYOÏDE.

L'os *Hyoïde* fe trouvant joint aux temporaux, comme je dirai ci-après, fa defcription doit néceffairement fuivre celle des os de la tête. Il eft fitué à la racine de la langue, à laquelle il fert d'appui, lui étant étroitement uni : il eft auffi joint au cartilage du *larynx*, nommé thyroïde, qui forme l'éminence communement appellée *pomme d'Adam*, au-deffus de laquelle l'os hyoïde eft placé.

On y confidére trois parties ; fçavoir, une *bafe*, & deux *cornes*. La bafe eft la principale piéce de cet os ; fa face antérieure eft convexe, & la poftérieure concave. Les *cornes* font deux os longs, & un peu arrondis ; ils font joints par leur extrêmité antérieure à sa base, au moyen d'un cartilage, & vont s'attacher par leur extrêmité postérieure aux cornes supérieures du cartilage *thyroïde*, par deux ligamens ronds, qui sont courts & assez forts.

On doit encore considérer dans cet os ses appendices : Elles s'élevent sur l'union des cornes avec la base ; quelques-uns les nomment les petites cornes : Elles sont tantôt *cartilagineuses*, & tantôt *osseuses* : Il sort de chacune de leurs extrêmités, un ligament très-long, qui s'avance jusqu'aux *apophyses styloïdes*, où il va se terminer.

CHAPITRE IV.

Du Tronc.

LA seconde partie du Squeléte, nommée le *tronc*, comprend l'*épine*, le *thorax* & le *bassin*.

ARTICLE PREMIER.

De l'Epine.

L'*Epine* est une colonne osseuse, com-

posée de plusieurs piéces nommées vertebres, de l'os *sacrum*, & *coccyx*. Les *vertebres* sont au nombre de vingt-quatre ;
sçavoir, sept *vertebres cervicales*, douze
dorsales, & cinq *lombaires*.

On considére en général à chaque *vertebre*, si l'on en excepte la premiere du
col, 1°. Un *corps*, qui est placé dans la
partie antérieure. 2°. Sept *apophyses* ; sa-
voir, une *épineuse*, qui est située postérieurement, deux *transversales* placées
sur les côtés, & quatre *obliques*, dont
deux sont supérieures & deux inférieures. 3°. Quatre *échancrures* situées entre
le corps & les apophyses obliques, & disposées de maniere que, lorsqu'on joint
deux vertebres ensemble, les échancrures supérieures de l'une, s'unissant aux
échancrures inférieures de l'autre, forment de chaque côté une ouverture qui
communique dans le canal de l'épine,
lequel est formé lui-même par l'union des
trous creusés dans l'épaisseur de chaque
vertebre : c'est dans ce canal que se trouve renfermée la moëlle de l'épine ; &
c'est par ces ouvertures latérales que sortent les nerfs qui en partent pour se distribuer dans differentes parties du corps.
On observe aussi à la plûpart des vertebres cinq *épiphyses* ; sçavoir, deux au

corps de la *vertebre* , une à chaque *apo-pyſe tranſverſe*, & une à l'*épineuſe*.

Les corps des vertebres vont toujours en diminuant depuis la derniere des lombes , juſqu'à la premiere du col ; ce qui donne à l'épine une figure aprochante de la pyramidale : & ſi on la regarde par ſes partiés latérales , on s'apercevra qu'au lieu de décrire une ligne droite , elle fait différentes inflexions , les vertebres du col , par exemple , ſe portent en devant , de même que celles des lombes & le *coc-cyx* ; celles du dos au contraire ſe portent en arriere , de même que l'os *ſacrum*.

Les *vertebres* du col ont cela de parti-culier que leurs *apophyſes tranſverſes* ſont percées , & les *épineuſes* fourchuës ; & que le corps des cinq dernieres eſt con-cave dans la partie ſupérieure , & un peu convexe dans l'inférieure : on doit néan-moins en excepter la ſeptiéme , dont le corps n'eſt point convexe dans la partie inférieure , & dont l'*apophyſe épineuſe* n'eſt point fourchuë.

La premiere *vertebre* , nommée *Atlas* , n'a point de corps , ne formant qu'une eſ-péce d'anneau oſſeux : elle n'a point non plus d'apophyſe épineuſe ; mais au lieu d'épine , il s'y rencontre une petite émi-nence aſſez inégale. L'ouverture de cette vertebre a beaucoup plus d'étenduë que celles de tous les autres ; aussi reçoit-elle non-seulement la moëlle de l'épine, mais encore une *apophyse* nommée *odon-toide*, en forme de pivot, que la seconde vertebre produit par la partie supérieure de son corps, & dont l'extrêmité est jointe à la partie antérieure & interne du grand trou de l'occipital par deux forts ligamens. On observe, au milieu de la partie antérieure de cette vertebre, une éminence ; & dans sa face interne, vis-à-vis cette éminence, une cavité superficielle, sur laquelle l'*apophyse odon-toide* est apuyée. Les *apophyses obliques* de cette vertebre sont placées beaucoup plus antérieurement que celles des autres vertebres du col, si l'on en excepte les supérieures de la seconde, qui se trouvent sur la même ligne : On observe aussi que ces *apophyses*, tant les supérieures que les inférieures sont caves, à la différence des autres vertebres du col, dont les *apopyses obliques* supérieures sont éminentes, & les inférieures caves ; mais outre que les *apophyses obliques* supérieures de la premiere vertebre ont beaucoup plus d'étenduë qu'aucune autre, elles sont creusées plus profondement pour mieux recevoir les *condyles* de l'*occipital* ; & c'est

D iv

par cette articulation que la tête fait des petits mouvemens de fléxion & d'extension ; ces mouvemens demi-circulaires à droite & à gauche , dépendans principalement de l'articulation de la premiere vertebre avec la seconde par son *apophyse odontoïde.* On remarque intérieurement à chaque côté du grand trou de la premiere vertebre des inégalités ausquelles s'attache un *ligament transversal* très-fort, qui passe derriere l'*apophyse odontoïde* , pour l'affermir dans sa situation pendant les mouvemens demi-circulaires de la tête. Il se rencontre immédiatement derriere chaque *apophyse oblique* supérieure de la premiere vertebre , une échancrure assez considérable , par laquelle les *arteres vertebrales* qui ont passé par les trous des *apophyses transverses* des vertebres du col , sont garanties de la compression qu'elles auroient pu recevoir pendant l'extension de la tête.

La seconde vertebre est nommée *epistropheus* ou *axis* , qui signifie *aissieu* , à raison de son *apopyse odontoïde* , sur laquelle la premiere vertebre , conjointement avec la tête , tourne à droite & à gauche , comme sur un pivot. Cette vertebre a un corps plus considérable que toutes les autres du col ; ses *apophyses*

obliques supérieures sont situées plus antérieurement que les inférieures , & celles-ci sont un peu caves , au lieu que les
supérieures sont un peu éminentes ; la partie inférieure du corps de cette vertebre
se trouve un peu convexe , & son *apophyse épineuse* est plus éminente que celle
des quatre vertebres qui sont au-dessous :
on observe enfin que les trous des *apophyses transverses* de cette vertebre sont
obliques , à la difference des autres vertebres , dont les trous sont perpendicu-
laires.

Les cinq dernieres vertebres du col n'ont
rien de particulier que ce que j'ai dit
pour les distinguer de toutes les autres ;
on observe seulement que la derniere a
ses *apophyses transverses* plus longues, de
même que l'*épineuse* ; celle-ci n'a aucu-
une bifurcation, & le corps de cette ver-
bre n'est point convexe par sa partie inférieure.

Les vertebres du dos ont leurs corps
plus épais de derriere en devant que sur
les côtés. Les *apophyses épineuses* de ces
vertebres ont une espéce de crête le long
de leur partie supérieure , & une rainure
en dessous ; elle se terminent en pointe ,
& sont couchées les unes sur les autres ,
si l'on en excepte la premiere , qui est

moins pointuë & plus éminente que les
autres ; les épines des trois dernieres de
ces vertebres son moins courbées, &
elles font outre cela plus courtes & plus
émouffées.

Les *apophyſes tranſverſes* de ces vertebres fe portent plus en arriere que celles
des vertebres du col & des lombes ; &
leur longueur diminuë depuis la premiere
juſqu'à la douziéme. Il ſe trouve antérieurement dans l'extrêmité des dix ſupérieures une cavité ſuperficielle, pour
leur articulation avec les côtes. On conſidére auſſi aux parties latérales du corps
des vertebres du dos de petites cavités,
pour recevoir les *condyles* des côtes; ces
cavités ne ſont point creuſées entiére-
ment ſur le corps d'une ſeule vertebre (ſi
l'on en excepte celles qui doivent recevoir la premiere, la onziéme & la douziéme côte); la moitié de chaque cavité é-
tant creuſée ſur les bords des deux vertebres, dont l'union forme la cavité entiére.

Les *apophyſes obliques* des vertebres du
dos ſe trouvent preſque perpendiculai-
res ; les ſupérieures ont leurs faces tournées en arriere, & les inférieures en devant. On obſerve enfin que les *apophy-*
ſes obliques, tant ſupérieures qu'inférieures de la douziéme, ſont éminentes,

à la difference des onze supérieures du dos, & de six inférieures du col, qui n'ont que leurs *apophyses obliques* supérieures éminentes, & les inférieures sont caves.

Les *vertebres des lombes*, dont le nombre est de cinq, ont un corps plus confidérable que toutes les autres ; leurs *apophyses épineuses* sont droites, applaties, & un peu éloignées les unes des autres. Il en est de même des *transverses*, qui sont aussi droites, applaties, & assez longues : la longueur de celles-ci augmente ordinairement depuis la premiere jusqu'à la troisiéme, & elle diminue ensuite jusqu'a la derniere. Les *apophyses obliques* de ces vertebres sont situées perpendiculairement, les supérieures sont caves, & tournées en arriere, & les inférieures sont éminentes, & tournées en devant.

Entre toutes les vertebres, il n'y a que celles des lombes où les éminences & les cavités de leurs apophyses obliques soient remarquables ; car à l'égard de toutes les autres vertebres, excepté la premiere du col, leurs apophyses obliques ne présentent guéres que des surfaces plattes & unies, sans presqu'aucune aparence d'éminence, ni de cavité.

L'os *Sacrum* sert de base à l'*épine* ; sa

figure est triangulaire ; il est joint par sa partie la plus large à la derniere verte-bre des lombes , & par la plus étroite au *coccyx*. L'os *sacrum* est composé de cinq piéces , & quelquefois de six , qui ne se séparent que dans les jeunes sujets ; car dans les adultes à peine y découvret'on les vestiges de leur union : ces piéces ont quelque raport aux vertebres , d'où vient que quelques Auteurs leur donnent encore ce même nom. La face antérieure de cet os est concave & assez unie, la postérieure est convexe & inégale : Il se trouve dans ces deux faces deux rangées de quatre trous chacune , qui communiquent tous dans un canal creusé dans l'épaisseur de cet os ; on observe que les trous antérieurs sont plus grands que les postérieurs, & qu'ils sont ouverts pour la sortie de plusieurs nerfs qui ont passé par le canal de l'os *sacrum* , & qui vont former en se réunissant le cordon le plus considérable du corps appellé *nerf sciatique* : Les trous postérieurs sont fermés par des ligamens membraneux, & il n'y a que quelques filets de nerfs qui sortent par ces ouvertures , en traversant les membranes qui les bouchent, pour aller se distribuer dans les parties voisines. On considére dans la face postérieure de

l'os *sacrum*, outre les trous & les em-
boûchures du Canal, plusieurs éminences, & cavités. De ces éminences, il y en
a cinq qui ont des noms particuliers ; les
deux premieres sont appellees *obliques* :
elles sont caves, pour recevoir les apophyses obliques inférieures de la derniere
vertebre des lombes ; la troisiéme éminence, nommée *épine*, régne le long des
parties supérieures,& moyennes du Canal
de cet os, sa portion inférieure se trouvant formée en partie par des ligamens
membraneux ; les deux autres éminences
sons connuës sous le nom de *cornes*, &
elles répondent à deux semblables éminences du *coccyx*, avec lesquelles elles se
joignent par le moyen de deux ligamens.
Outre ces éminences, on voit encore à
chaque côté de l'os *sacrum* une surface
inégale, un peu oblongue, couverte d'un
cartilage qui le joint aux os des Iles. On
remarque enfin à cet os quatre *échancrures*, dont les supérieures répondent aux
inférieures de la derniere vertebre des lombes, & forment de chaque côté par leur
union un trou pour le passage de deux cordons de nerfs qui viennent de la moëlle
de l'épine ; les inférieures forment aussi
un trou de chaque côté, en s'unissant
avec deux pareilles échancrures qui sont

au haut du *coccyx* ; ces trous donnent aussi
passage à des nerfs.

Le *coccyx* est d'une figure triangulaire ;
il est joint par sa portion la plus large à la
pointe mousse de l'os *sacrum*, & les deux
ensemble ne font qu'un seul triangle : le
coccyx n'est fait dans les adultes que d'une
seule piéce, & dans les enfans de trois
ou quatre ans ; il se rencontre au haut du
coccyx deux cornes & deux échancrures,
comme j'ai dit ci-devant.

Les connexions de l'*épine* sont distinguées en communes, & en propres : on
nomme communes celles que l'épine a
avec les parties voisines, comme avec
l'*occipital*, les *côtes*, & les *os des Iles* :
les propres sont celles que les différentes
piéces de l'épine ont entr'elles : ces dernieres sont de deux sortes ; la premiere
est celle qui joint les vertebres par leur
corps, la derniere des lombes à l'os *sacrum*, & celui-ci au *coccyx*. Cette connexion se faisant par le moyen des cartilages & des ligamens, peut être nommée *syneuro-synchondrosiale*. La seconde
connexion propre de l'*épine* comprend
celles que toutes les vertebres ont entre
elles par les apophyses obliques, & la
derniere des lombes avec l'os *sacrum*
par les mêmes éminences, que l'on peut

rapporter au Ginglyme de la seconde espéce.

Les *cartilages* qui unissent les corps
des *vertebres*, ont ceci de particulier :
1°· Ils recouvrent toute la surface du
corps de chaque vertebre : 2°· Ils ont
peu de consistence, & sont maintenus
dans cet état par une espéce de mucila-
ge qui se rencontre entre chaque Vertebre : 3°· Ces Cartilages sont plus épais
en devant qu'en arriere ; & ils le font
même d'autant plus, que les Vertebres
qu'ils unissent sont destinées à des mouvemens plus considérables : ce qui s'observe aux Vertebres du col, & encore
mieux à celles des lombes.

Quant aux Ligamens, on en distingue
de deux sortes, sans compter ceux qui
joignent les *apophyses obliques* : Les uns
sont extérieurs, & les autres intérieurs.
Les premiers peuvent être distingués en
quatre Classes. Sous la premiere est com-
prise une *bande ligamenteuse* qui couvre
extérieurement le corps des Vertebres,
auquel elle est étroitement unie ; & cette bande s'étend depuis la premiere Vertebre du col jusqu'à l'*os sacrum*. Ceux de
la seconde Classe sont de petits Ligamens qui se croisent ; ils sont attachés
aux bords de chaque Vertebre, & re-

couvrent les cartilages qui les joignent les unes aux autres. La troisiéme & la quatriéme Classe comprennent les Ligamens qui attachent les *apophyses épineuses* entr'elles , & qui en font de même à l'égard des *transverses.*

On compte parmi les ligamens intérieurs une espéce de *tuyau ligamenteux* assez fort , qui tapisse toute la surface interne du canal, auquel il se trouve très-adherent ; il répréfente une espece d'entonnoir très-long, sa capacité étant égale au diamétre du grand *trou de l'occipital,* où ce ligament commence , & allant en pointe vers l'extrêmité de l'os *sacrum.*

Ce ligament se trouve couvert extérieurement par en haut de plusieurs fibres très-fortes, qui lui font comme collées ; elles font attachées d'une part à la circonférence du grand trou de l'*occipital* , & de l'autre à tout le contour de la premiere vertebre Cette espéce de surtout ligamenteux ne fortifie pas seulement le ligament intérieur , mais encore l'articulation de l'*occipital* avec la premiere vertebre. Je ne dis rien des deux forts ligamens , qui de l'extrêmité de l'apophyse *odontoïde* de la fecone vertebre vont s'attacher à la partie antérieure du grand trou de l'*occipital,* non plus que du ligament *transversal* de la premiere vertebre du col, qui affermit cette éminence dans sa situation, en ayant déja fait mention ailleurs.

Mais outre ces ligamens, il se trouve encore entre les racines des apophyses *épineuses* de chaque vertebre, un ligament plat, un peu jaunâtre, & très-élastique, qui les attache étroitement les unes aux autres; ce ligament remplit particulierement les *échancrures* postérieures des vertebres.

A l'égard des ligamens des *apophyses obliques*, ils sont attachés à la circonférence de ces éminences, pour les maintenir dans l'état qui convient pour les mouvemens de l'*épine*, & ils s'opposent aussi à l'écoulement de la Synovie qui humecte continuellement les cartilages dont les surfaces de ces *apophyses* sont couvertes.

L'*épine* n'est pas seulement destinée à former un canal qui renferme la continuation de la moëlle allongée, de laquelle (comme je l'ai dit) se détachent un grand nombre de nerfs qui se distribuent dans les parties qui leur répondent; on doit encore la regarder comme l'appui & le soutien général des principales parties de la charpente de notre corps.

Il y a trois choses qui rendent l'*épine*
capable de ces usages si importans. 1°. Sa
fermeté. 2°. Sa souplesse. 3°. Sa légereté.
L'*épine* s'est renduë ferme par la disposition particuliere du corps des vertebres,
qui en se touchant par des surfaces plattes
& assez étenduës, peuvent aisément s'entre - soutenir les unes les autres ; à quoi
l'on doit ajoûter les cartilages qui les u-
nissent, & le grand nombre de ligamens
qui fortifient cette union.

La souplesse de l'*épine* dépend de la mul-
tiplicité des piéces qui la composent, &
des cartilages qui les unissent : enfin sa
légereté dépend de la structure intérieure
de ces mêmes piéces, dont la plus grande
portion se trouve spongieuse.

On explique par la disposition des
cartilages qui unissent les vertebres les
unes aux autres, pourquoi le corps de
l'homme s'accourcit après avoir été long-
tems debout, ou en marche, & comment il recouvre sa premiere longueur
après avoir été couché pendant un tems
proportionné ; en un mot, pourquoi le
matin en sortant du lit on est plus grand
de plusieurs lignes que le soir en se cou-
chant. Les cartilages qui unissent les vertebres étant fléxibles, élastiques, & la
plûpart fort épais, on conçoit aisément

que l'*épine* doit perdre de sa longueur, à proportion que ses cartilages seront plus ou moins comprimés par le poids des parties supérieures, ce qui arrive lorsqu'on est débout, & qu'elle doit rallonger nécessairement par le ressort de ses cartilages lorsqu'on est couché, la force qui les comprimoit cessant alors d'agir ; & peut-être pourroit-on ajoûter, pour l'explication de cet allongement & racourcissement alternatif, la compression que les différentes piéces osseuses qui composent les extrêmités inférieures, reçoivent, aux endroits de leurs articulations , par le poids des parties qui leur sont supérieures; enfin l'applattissement de la plante des pieds par la pésanteur du corps. *

Article II.

Du Thorax.

Le *thorax* ou la *poitrine* , est une cavité formée en partie par le *sternum*, les *côtes* , & les *vertebres* du dos. Le *sternum* est cet os qui fait le milieu de la partie antérieure du *thorax* ; il sert d'appui de chaque côté aux sept côtes supérieures, aux clavicules, &c. il est com-

* *Voyez là-dessus les Mémoires de l'Académie Royale des sciences de 1725.*

posé dans les enfans de quatre ou cinq piéces ; mais dans les adultes il n'en a que deux , jointes enfemble par un cartilage. La premiere piéce du *sternum* , ou la fupérieure , repréfente en quelque maniere un triangle écorné , étant comme coupé par tous fes angles : Il faut y confidérer deux faces , une externe qui eft légerement convexe, & une interne qui eft un peu concave : on remarque dans le milieu de fa partie fupérieure vers fa face interne une *échancrure*, nommée par quelques-uns la *fourchette* ; on en confidére auffi trois autres le long de fes parties latérales , dont la fupérieure, qui eft la plus confidérable , reçoit une des deux extrêmités de la clavicule, & les deux autres la portion cartilagineufe des deux premieres côtes. La feconde piéce du *sternum* a une fois plus de longueur que la premiere ; elle eft plus large par en bas que par en haut : on y confidére deux faces, qui font un peu caves, & on trouve le long de fes parties latérales de petites *échancrures* jufqu'au nombre de fix , pour recevoir la portion cartilagineufe des côtes qui leur répondent. Il faut obferver que la premiere de ces *échancrures* eft commune avec l'inférieure de la premiere piéce , ce qui ne fait en tout que huit *échancrues* le long de chaque côté du *sternum*, sçavoir une pour la clavicule, & les autres pour les sept côtes supérieures.

Il se trouve au bas du *sternum*, une troisiéme piéce, qui est long-tems cartilagineuse, mais qui dans la suite s'ossifie, du moins en partie : On peut la regarder comme une appendice du *sternum*; on la nomme *cartilage xiphoïde*, & vulgairement le *bréchet*. Sa figure n'est pas toujours la même; car dans quelques-uns elle se termine en une simple pointe comme le bout d'une épée, & dans d'autres sa pointe est double.

Les *côtes*, dont le nombre le plus ordinaire est de douze, font autant de demi-cercles irréguliers, composés chacun de deux portions, une *osseuse*, & l'autre *cartilagineuse*; celle-ci est du côté du *sternum*. On considére à la portion osseuse de chaque côte deux faces, une externe qui est convexe, & une interne qui est concave; on y considére aussi son milieu qui fait le corps de la côte, & ses deux extrêmités, dont l'une est antérieure, & l'autre postérieure ; enfin une partie supérieure & une inférieure : dans l'extrêmité antérieure se rencontre une cavité pour recevoir la portion *cartilagi-*

neuse ; & la postérieure se termine par
une éminence nommée *condyle* , laquelle
se trouve arrondie dans la premiere *côte*,
dans la onziéme & dans la douziéme ;
mais dans toutes les autres elle a deux
faces separées par une petite éminence.
On considére dans la face externe des dix
côtes supérieures , & à peu de distance
du *condyle*, une éminence nommée *tubérosité*. Il faut observer que dans les dix
côtes inférieures, la partie supérieure des
côtes se trouve plus épaisse que l'inférieure ; ce qui est le contraire dans les
deux côtes supérieures.

On distingue aussi dans la partie supérieure des côtes , de même que dans
l'inférieure , deux *lévres* , l'une externe,
& l'autre interne. On trouve enfin dans
la face interne de chaque côte , si l'on
en excepte les deux premieres , une *scif-
sure*, qui s'étend depuis la *tubérosité* jufqu'environ le milieu de la côte. Il faut
observer qu'outre la *tubérosité* que j'ai
dit être dans la face externe des dix côtes supérieures , on trouve encore dans la
face externe de toutes les côtes, si l'on
excepte la premiere, une éminence qui a
peu de saillie, & qui s'avance un peu au-
delà du bord inférieur des côtes , enforte que dans cet endroit les côtes font

t une espece d'*angle* ; c'est pourquoi quelques modernes nomment cette éminence *l'angle des côtes.*

On a divisé les *côtes* en *vrayes* & en *fausses* ; on a nommé *vrayes* les sept supérieures de chaque côté , & on a donné le nom de *fausses* aux cinq inférieures.

Les *vrayes* sont jointes au *sternum* par leur portion cartilagineuse : Les *fausses* ne touchent point à cet os , le cartilage de la premiere des *fausses* se joignant à celui de la derniere des *vrayes* , le cartilage de la seconde des fausses à celui de la premiere , & celui de la troisiéme au cartilage de la seconde. A l'égard de la portion cartilagineuse des deux dernieres côtes , elle ne touche aux cartilages des côtes voisines que par des fibres ligamenteuses très-lâches ; c'est pourquoi on les nomme *côtes flottantes.*

Le cartilage de chaque *vraye côte* , si l'on en excepte celui de la premiere , se trouve joint au *sternum* par *Diarthrose* : On observe en effet que l'extrêmité des cartilages qui répond au *sternum* , forme une petite tête arrondie , laquelle est reçûë dans une cavité du *sternum* qui lui est proportionnée , & qui est couverte, de même que toutes celles qui servent aux articulations mobiles d'un cartilage uni & poli, sur lequel la portion de la côte qui y est reçûë, peut se mouvoir, y étant maintenuë par de petits ligamens.

A l'égard du cartilage de la premiere côte, il est joint au *sternum* par une espece d'*engrainure*, qui ne permet point à la côte de se mouvoir de ce côté-là.

Les cartilages des six côtes supérieures laissent entr'eux des espaces bien distingués ; au lieu que les cartilages de la septiéme, huitiéme & neuviéme côte, sont tellement serrés, qu'ils ne laissent presqu'aucun vuide entr'eux.

La longueur des cartilages des côtes n'est point la même dans toutes, non plus que celle de leur portion osseuse ; car on observe que l'une & l'autre augmentent depuis la premiere des vrayes jusqu'à la septiéme, & qu'elles vont ensuite en diminuant jusqu'à la derniere des fausses. On observe aussi que la portion osseuse des côtes n'est point également courbée dans toutes, leur courbure diminuant depuis la premiere jusqu'à la derniere.

La jonction des dix côtes supérieures avec les vertebres du dos, est un ginglyme à deux têtes, qui ne leur permet

guéres

guéres que d'être levées & abaissées : on observe néanmoins que lorsque les côtes sont élevées, elles s'écartent les unes des autres, c'est-à-dire, que celles du côté droit s'éloignent, en s'élevant, de celles du côté gauche ; ce qui paroît dépendre pour le moins autant de la figure particuliere des côtes, & de leur situation oblique, que de leur articulation : je dis de leur situation oblique ; car il faut observer que toutes les côtes sont situées obliquement de haut en bas, si l'on en excepte les deux premieres des vrayes qui sont situées presque horisontalement ; on doit ajouter que la consistence moyenne de leur portion cartilagineuse leur permet de prêter dans ce tems-là : A l'égard des deux dernieres des fausses, elles ont un mouvement plus libre que toutes les autres, n'étant jointes au corps des vertebres que par l'éminence qui les termine postérieurement. Enfin, le mouvement des côtes paroît être d'autant plus libre que l'on aproche des inférieures.

La jonction des dix côtes supérieures avec les vertebres du dos qui leur répondent, se trouve fortifiée par plusieurs petits ligamens assez forts, qui recouvrent la membrane capsulaire de l'articulation du *condyle* de chaque côte avec le corps

E

de ces vertebres ; & auſſi celle de l'articulation de la *tubéroſité* des mêmes côtes avec leurs *apophyſes tranſverſes* : ces
ligamens ſe trouvent attachés aux inégalités voiſines de l'articulation. Quant aux
deux dernieres côtes , qui n'ont aucune
articulation avec les *apophyſes tranſverſes*
des vertebres du dos , mais ſeulement
avec leur corps , on obſerve que la onziéme ſe trouve jointe à l'*apophyſe tranſverſe* de la vertebre qui lui répond , par
pluſieurs fibres ligamenteuſes ; & qu'à
l'égard de la derniere côte , elle a une
connexion particuliere avec l'*apophyſe
tranſverſe* de la premiere vertebre des
lombes , par un ligament aſſez large qui
eſt attaché aux deux tiers du bord inférieur de cette côte.

ARTICLE III.

Du Baſſin.

Le *Baſſin* eſt une cavité formée en partie par deux grands os, dits *Innominés*, ou
les os des *hanches* qui ſe joignent par devant , & ſont attachés par derriere à l'os
ſacrum , lequel acheve de former cette
cavité. Chaque os *innominé* eſt fait de
trois piéces , qui ſe ſéparent aiſémeat

dans les jeunes sujets, n'étant jointes ensemble que par un cartilage qui ne s'ossifie pour l'ordinaire que vers la vingtiéme année. La premiere de ces piéces ou la supérieure est dite *ilium*, ou l'os des *Iles* ; la seconde ou l'inférieure est connuë sous le nom d'*ischion* ; & la troisiéme, qui est antérieure, & en même tems la plus petite est nommée *pubis*, & vulgairement l'os *barré*. Ces trois piéces, mais principalement l'*ischion*, concourent à la formation de la cavité *cotyloïde*. L'os *pubis* avec l'*ilium* forme en devant un trou considérable, appellé *ovalaire*. L'os *pubis* avec l'*ilium* forme dans le bassin une crête ou ligne saillante qui le divise en deux portions, une supérieure qui se nomme la partie évasée du bassin, & une inférieure qui en est appellée le fond ; & l'os des *iles* avec l'*ischion* forme aussi postérieurement de chaque côté une grande échancrure nommée *ischiatique*.

On considére à l'os *ilium* deux faces, une externe & une interne ; l'externe est convexe antérieurement, & concave postérieurement ; l'interne est cave & unie dans sa partie antérieure & dans la moyenne, & convexe & inégale dans la postérieure, y ayant deux éminences, dont l'antérieure, qui a moins de saillie, se joint à l'os *sacrum* par un cartilage mitoyen.

Cet os se termine en un demi-cercle partie supérieure, que l'on nomme *crête* ou *côte*, laquelle est un *épiphyse* dans les enfans, & quelquefois aussi dans les adultes : elle se trouve revêtuë d'une substance cartilagineuse. Les bords de la crête sont nommés *lévres*, dont l'une est interne & l'autre externe. On considére aussi à cet os quatre *épines*, deux antérieures, & deux postérieures ; les antérieures sont séparées entr'elles par une *échancrure* ; il en est de même des postérieures. L'os des *iles* concourt par sa partie inférieure à la formation de l'échancrure *ischiatique*, & de la cavite *cotyloïde*. On observe outre cela une *sinuosité* au côté intérieur de son épine antérieure & inférieure ; enfin, dans sa partie inférieure & interne se voit une espece de crête ou ligne saillante, qui s'unit à une semblable formée par l'os *pubis* ; & ce sont ces deux crêtes réunies que j'ai dit partager le bassin en deux portions.

La seconde piéce de l'os *innominé*, appellée *ischion*, a un corps & une branche ; dans le corps se trouvent deux éminences, dont l'une est nommée *épine*,

& l'autre *tubérosité*. Celle-ci est une *épiphyse* dans les enfans, & quelquefois aussi dans les adultes ; elle se trouve revêtuë d'une substance cartilagineuse, qui se continue le long de la face interne de la branche de cet os, & s'avance même jusqu'au cartilage qui unit les os *pubis*. On remarque aussi à l'os *ischion* deux *sinuosités* & deux *échancrures* ; l'une des sinuosités se voit entre l'*épine* & la *tuberosité*, & l'autre à la partie antérieure & supérieure de cette derniere éminence. Des *échancrures*, l'une aide à former le trou *ovalaire*, & l'autre se trouve au bord intérieur de la cavité *cotyloïde*. On doit enfin considérer l'*échancrure* qui aide à former celle que l'on nomme *ischiatique*. La branche de l'*ischion* est une *apophyse* qui se joint à une autre du *pubis* pour la formation du trou *ovalaire*.

La troisiéme piéce de l'os *innominé*, appellée *pubis*, peut être divisée en un corps & deux branches ; la branche supérieure, qui est la plus considérable, est située transversalement ; elle est creusée dans son extrêmité pour la formation de la cavité *cotyloïde* : on remarque dans sa partie supérieure une *échancrure* légere, & une *ligne saillante*, nommée *épine*, qui va s'unir avec la *ligne iliaque* ; & les

E iij

deux enſemble partagent le baſſin en deux cavités , comme je viens de le dire. Dans la partie inférieure de la même branche ſe voit une échancrure oblique pour le paſſage des vaiſſeaux qui vont aux muſcles voiſins. La branche inférieure s'unit à celle de l'*iſchion*. A l'égard du corps du *pubis* , outre ſon échancrure pour la formation du trou *ovalaire* , il a dans ſa partie ſupérieure une éminence nommée *tubéroſité* ; & tout le long de ſa partie latérale interne ſe voyent des inégalités pour l'attache du cartilage qui unit les os *pubis* entr'eux ; c'eſt cette union que l'on nomme la ſymphyſe des os *pubis*.

Le bord de la cavité *cotyloïde* n'eſt pas également élevé dans toute ſon étenduë; car on obſerve que du côté du trou *ovalaire* il a une échancrure aſſez conſidérable, qui eſt fermée par un ligament très-fort , lequel laiſſe un petit intervalle pour le paſſage des vaiſſeaux qui vont à la cavité *cotyloïde*. On voit auſſi dans le milieu de cette cavité un enfoncement particulier qui ſe continuë juſqu'à l'échancrure : le cartilage qui revêt la cavité *cotyloïde*, ne couvre point cet enfoncement; & la *glande mucilagineuſe* qui fournit la *ſynovie* de cette articulation, s'y trouve logée.

La cavité *cotyloïde* est plus profonde en haut & en arriere, qu'en bas & en devant, ce qui dépend de la disposition particuliere du bord de cette cavité; mais sa capacité est augmentée par un *bourlet ligamenteux* qui borde toute sa circonférence.

Les os *innominés*, outre la jonction qu'ils ont entr'eux au moyen du cartilage qui unit les os *pubis*, & outre leur articulation par *genou* avec l'os de la cuisse, ont encore une connexion particuliere avec l'os *sacrum*, qui peut être regardée comme *Synchondro - Syneurosiale*, étant faite par le moyen d'un cartilage, & de plusieurs ligamens très-forts; qui, des parties latérales & supérieures de l'os *sacrum*, vont se terminer postérieurement aux os des *iles*; on en trouve aussi deux fort considérables qui viennent des *apophyses transverses* de la derniere vertebre des *lombes*; mais outre tous ces ligamens, il s'en rencontre encore deux autres de chaque côté, qui, de l'os *sacrum*, vont à l'*ischion*; on les nomme *sacro-ischiatiques*, & on les distingue en externe & en interne, ou en grand & en petit; le plus considérable vient des parties latérales & supérieures de l'os *sacrum*, & par quelques fibres de la partie postérieure de

E iv

l'os des *iles*, il descend obliquement pour gagner la *tubérosité* de l'*ischion*, où il se termine en s'avançant même jusqu'à la branche de cet os ; le petit de ces ligamens, ou l'interne tire son origine des parties latérales & inférieures de l'os *sacrum*, & de la supérieure du *cocyx*, & va se terminer à l'*épine* de l'*ischion* ; dans ce trajet, il se croise avec le premier, auquel même il s'unit étroitement ; ces deux ligamens par leur rencontre ferment par en bas l'*échancrure* appellée *ischiatique*. On doit ajouter enfin à ces ligamens celui qui ferme le trou *ovalaire*. Je ferai mention ailleurs du ligament de *fallope*, ou de *poupart*, connu de quelques-uns sous le nom de ligament *inguinal*. Quant aux ligamens de l'articulation du *femur* avec la cavité *cotyloïde*, on en observe deux ; sçavoir, un qui entoure l'articulation, se trouvant attaché d'une part au bord extérieur de cette cavité immédiatement au-delà du *bourlet ligamenteux*, & qui, après avoir embrassé la portion de la tête du *femur* qui lui répond, va se terminer à la fin de son col ; on le nomme *ligament orbiculaire* ; son épaisseur est considérable, principalement du côté du grand *trochanter*.

Le second ligament est renfermé dans

l'articulation même, on le nomme *liga-ment rond*, quoiqu'improprement ; c'eft un cordon applati qui tire fon origine par plufieurs fibres, dont les unes viennent de l'enfoncement particulier, où j'ai dit qu'étoit logée la *glande finoviale* ; & les autres, de l'*échancrure cotyloïde* : Ces fibres, après s'être étroitement entrelaffées pour former le ligament, vont fe terminer obliquement dans la petite cavité qui fe remarque à la tête du *fémur*, non dans fon milieu, mais plutôt dans fa partie latérale interne ; enforte que par la fituation particuliere de ce ligament, tant du côté de la cavité *cotyloïde*, que du côté de la tête du *fémur*, il ne fçauroit être comprimé par le poids du tronc dans nos differens mouvemens. La longueur de ce ligament eft d'environ un pouce, & fa largeur d'un demi travers de doigt.

Ces os conjointement avec l'os *facrum* font comme la bafe & l'appui de toutes les parties du tronc ; ils font auffi le foutien des extrêmités inférieures.

C'eft principalement par l'examen des os qui compofent le baffin, que l'on peut diftinguer le Squeléte de la Femme d'avec celui de l'homme, & non point par le crâne, dont on a prétendu que la *fu-*

ture sagittale se continuoit dans la Femme jusqu'à la racine du nez. En effet, le bassin se trouve plus grand dans la Femme que dans l'Homme : ce qui dépend non-seulement des os des hanches, qui s'y trouvent en général plus évasés, mais encore de l'os *sacrum* & du *coccyx*, qui se portent pour l'ordinaire plus en arriere. L'arcade des os *pubis* a aussi une plus grande étenduë que dans l'Homme. Le cartilage qui joint ces derniers os l'un à l'autre est fort souple, quoique très-épais ; ceux qui unissent les os des iles à l'os *sacrum*, & l'os *sacrum* au *coccyx*, ne le font pas moins.

Cette conformation si nécessaire pour la facilité de l'accouchement, ne se rencontre pas également dans toutes les Femmes ; on peut juger à quelles difficultés pour accoucher se trouvent exposées celles qui sont privées d'une conformation si avantageuse, avec laquelle néanmoins l'accouchement n'est quelquefois point exempt de ces difficultés ; en effet, si le volume de la tête de l'enfant est plus considérable que le fond du bassin, on conçoit qu'elle ne pourra sortir qu'autant que les os qui composent le bassin s'écarteront assez pout augmenter la capacité, ce qui ne peut arriver que par la souples-

ſe des cartilages qui uniſſent ces os , &
par celle des ligamens , des membranes ,
&c. qui fortifient leur union.

Quelque néceſſaire que ſemble l'écartement des différentes piéces du baſſin
pour la facilité de l'accouchement, cependant deux célébres Accoucheurs * que j'ai
conſulté à ce ſujet, penſent que cet écartement eſt aſſez rare, & qu'il n'arrive guéres que dans les jeunes Femmes ; encore
ajoutent-ils que ce n'eſt qu'à la ſuite d'un
long & pénible travail, c'eſt-à-dire, après
que le Fœtus a reçu de la part de la matrice , des muſcles du bas-ventre, du diaphragme, &c. des compreſſions fortes, &
réitérées , ce qui cauſe aux Femmes des
douleurs très-vives qui ſeroient même in-
ſupportables, ſi la diſtanſion des cartilages & des ligamens qui permet cet écartement, ne ſe faiſoit peu à peu, & à proportion que l'enfant traverſe le baſſin. Ils regardent au contraire cet écartement comme très-difficile, pour ne pas dire impoſ-
ſible , dans les Femmes d'un âge un peu
avancé. Il eſt même quelquefois inſuffiſant
dans les jeunes dont le baſſin ſe trouve
conſidérablement rétreci, principalement
dans ſa partie inférieure , par quelque

* **M. Bourgeois. M. Puzos.**

maladie particuliere , comme dans celles
qui sont restées nouées, &c. le bassin étant
alors trop étroit pour laisser passer l'Enfant , quoique d'un volume ordinaire ,
quelque facilité qu'y apportent les cartilages & les ligamens ; ce qui met dans la
nécessité de recourir à l'Art pour pour-
voir au défaut de la nature.

Quoiqu'il soit vrai de dire que l'écartement des différentes piéces du bassin, soit
possible dans certains cas, il faut convenir
néanmoins qu'il y en a quelques-unes , qui
y sont plus disposées par la souplesse des
cartilages qui les unissent ; tels sont les
os *pubis* & le *coccyx*. Je connois un Dame
qui, à l'âge de dix-huit ans eut un accouchement laborieux , après lequel l'écartement des os *pubis* étoit très-sensible au
toucher , suivant le rapport de son Accoucheur * ; & qui au moindre change-
ment de situation sentoit ces os se mouvoir, & quelquefois avec une espéce de
craquement ; ce qui s'est continué dans
trois accouchemens consécutifs , & fort
près les uns des autres.

Mais si l'écartement des différentes piéces du bassin ne se fait pas également dans
chacune , on doit convenir aussi que cet

* M. Soumain, Chirurgien-Juré & très-
habile Accoucheur.

écartement sera plus ou moins considérable, suivant le volume de la tête de l'enfant, & l'action plus ou moins considérable de la matrice, des muscles du bas-ventre, du Diaphragme, &c. qui obligent le Fœtus de s'avancer vers le fond du bassin ; enfin, suivant la disposition des cartilages, & des ligamens à pouvoir céder à cette impulsion. On voit par là qu'il peut arriver des accouchemens, où l'écartement supposé, tel que celui des os Pubis, est si petit, qu'on ne peut le sentir, d'autres au contraire où cet écartement est très-sensible au toucher ; enfin, qu'il s'en trouve où ce même écartement est si considérable, qu'il est suivi de la séparation totale des deux os ; ce qui néanmoins n'arrive que rarement. On a vû encore quelques accouchemens où la séparation des os *pubis* s'est trouvée accompagnée de celle d'un des os des Iles dans sa jonction avec l'os *sacrum*. Deux de mes Confreres * ont vû ce denier cas dans une Femme âgée de quarante-ans, qui mourut à son dixiéme accouchement.

* M. GREGOIRE, Chirurgien Juré, & très-habile Accoucheur.

M. DUVERNEY, Chirurgien Juré, & Démonstr. en Anatom. & Chirurgie au Jardin du Roy. Voyez aussi là-dessus PARE', Liv. 24. Chap. 13. & PEU, Liv. 1. Chap. 12. pag. 183.

Ce dernier cas est encore plus rare que le premier; mais dans l'un & dans l'autre la Femme reste estropiée, ne marchant qu'avec beaucoup de peine, comme je l'ai vû depuis peu, avec deux de mes confreres *, dans une femme âgée d'environ trente ans, dont les os *pubis* étoient séparés; ce que l'on reconnoissoit facilement au toucher.

Un des Chirurgiens de l'Hôtel-Dieu ** faisant, il y a environ un mois, l'ouverture d'une femme âgée de trente-cinq ans, qui étoit morte à la suite d'un accouchement laborieux, trouva les os *pubis* entierement séparés & écartés l'un de l'autre d'un demi travers de doigt.

Le sort des femmes dont les os *pubis* n'ont souffert qu'un simple écartement, sans détachement du cartilage qui les unit, n'est pas à beaucoup près si fâcheux que celui des femmes où ces os se trouvent entierement séparés avec un détachement de ce cartilage; puisque les premieres en sont quittes ordinairement pour garder le lit quelque tems de plus, pendant lequel le cartilage qui fait l'union de ces os con-

----

* M. Soumain, & M. Arnaud, Chirurgien Juré, & Démonstrateur Royal.

** M. Lepinard, gagnant Maîtrise à l'Hôtel-Dieu.

jointement avec les ligamens , &c. qui fortifient cette union , cessant d'être allongés, les rapproche peu à peu par son propre ressort.

On peut ajoûter aux exemples que je viens de citer, pour prouver l'écartement des os du bassin dans quelques accouchemens, & même leur séparation entiere, quoique très-rare, d'autres exemples répandus dans les Auteurs *, & reconnus pour la plûpart dans l'ouverture du corps des femmes qui sont mortes à la suite d'un accouchement laborieux.

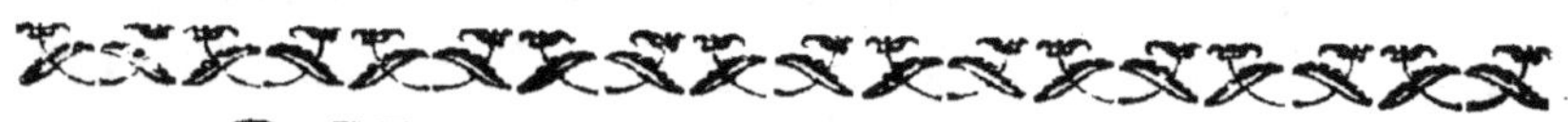

CHAPITRE V.
Des Extrêmités.

LEs extrêmités du squeléte sont au nombre de quatre , distinguées en supérieures , & en inférieures.

* Voyez RIOLAN, de Anthr. Lib. VI. Cap. XII. SPIGELIUS, de Hum. Corp. Fabr. Lib. II. Cap. XXIV. PARE', Liv. XXIV. Chap. XIII. GUILLE-MEAU, Liv. II. Chap. I. THOM. BARTHOLIN, de Anat. Lib. IV. Cap. XVI. HARVE'E, de Generat. Animal. Exercit. LVII. STALPART. VANDER WIEL. Obs. Centur. I. Obs. LXVI. DIEMER-BROECK, Anat. Lib. IX. Cap. XVI. DEVENTER, Obs. sur les Accouch. Chap. III. & PEU, Pratique des Accouch. Chap. XII.

ARTICLE PREMIER.

Des Extrêmités Supérieures.

Chaque *extrêmité supérieure* est divisée en *épaule*, en *bras*, en *avant-bras*, & en *main*. L'*épaule* est faite de deux piéces, une antérieure, appellée *clavicule*, & une postérieure, dite *omoplate*. Le *bras* est fait d'un seul os, nommé *humerus*; & l'*avant-bras* de deux, dont l'un est connu sous le nom de l'os du *coude*, & l'autre sous celui de *rayon*. La *main* est composée du *carpe*, ou *poignet*, du *métacarpe*, & des *doigts*.

La *clavicule* est un os situé transversalement, & un peu obliquement à la partie supérieure de la poitrine, entre le *sternum* & l'éminence de l'*omoplate* nommée *acromion*. Cet os est long & courbé en maniere d'une ↄ Romaine couchée; il est convexe par devant du côté du *sternum*, & cavé du côté de l'*acromion*; & par derriere il est cave du côté du *sternum*, & convexe du côté de l'*acromion*.

On considére à la *clavicule* son corps & ses extrêmités. Le corps de la clavicule se trouve inégalement arrondi. Quant aux extrêmités, l'interne, qui est la plus épaisse, se trouve un peu évasée, & la face qui la termine est le plus souvent *triangulaire* ; de ses trois angles il n'y a que l'inférieur, & en même tems le plus considérable, qui soit reçu dans la cavité supérieure du *sternum* ; quelquefois les deux angles supérieurs de cette face manquent : L'extrêmité extérieure de la clavicule se trouve un peu applatie ; ce qui fait qu'on y distingue deux faces, une supérieure, qui est assez unie, & l'autre inférieure, qui est inégale, dans laquelle se remarque une éminence nommée *épine* ; cette extrêmité se termine par une éminence superficielle, qui répond à une petite face de l'*acromion*, & l'une & l'autre sont couvertes d'un cartilage : il s'en trouve même quelquefois un troisiéme placé entre les deux autres. On considére dans cette articulation, outre la petite capsule qui s'oppose à l'écoulement de la *synovie*, plusieurs petits ligamens qui la recouvrent. La clavicule se trouve aussi attachée à l'*apophyse coracoïde* par deux forts ligamens. Quant à l'articulation de la clavicule avec le *sternum*, outre les cartilages qui recouvrent à l'ordinaire l'éminence & la cavité, il s'en rencontre souvent un troisiéme situé entre les deux

autres; & outre la capfule pour la Synovie, & plufieurs petits ligamens qui
fortifient cette articulation, il s'en trouve un particulier affez fort, qui de l'extrêmité d'une clavicule va s'attacher à
la clavicule oppofée. Un des principaux
ufages de la *clavicule*, eft d'empêcher que
l'*omoplate* & le *bras* ne fe portent trop en
devant.

L'*omoplate* eft un os fort large, de figure triangulaire, fitué poftérieurement
à la partie fupérieure & laterale de la
poitrine, depuis environ la premiere vraye
côte jufqu'à la feptiéme : On y confidére deux faces, une interne, & l'autre externe : l'interne eft cave, & a plufieurs lignes obliques ; l'externe, qui eft
un peu convexe, eft traverfée d'une éminence affez confidérable, nommée *épine*,
dont l'extrêmité, qui porte à faux, eft
dite *Acromion* : au-deffus & au-deffous
de l'*épine* fe trouvent deux foffes, nommées *fus - épineufe*, & *fous - épineufe* :
dans la circonférence de l'*omoplate* fe
rencontrent fes *angles*, dont l'un eft *antérieur*, & les deux autres *poftérieurs*; de
ces derniers il y en a un fupérieur & un
inférieur : le bord de l'*omoplate* qui eft
entre ces deux angles poftérieurs, fe nomme la *bafe*, qui eft une *épiphyfe* dans les

enfans, & quelquefois même dans les adultes : on y considére deux lévres, une interne, & une externe. Les deux bords de *l'omoplate* qui s'étendent depuis les angles postérieurs jusqu'à l'antérieur, se nomment *côtes*, dont l'une est supérieure, & l'autre inférieure : dans la supérieure se voit une *échancrure*, qui est fermée par en haut par un ligament ; *l'angle* antérieur se termine en une cavité, nommée *glénoïde* à cause de son peu de profondeur ; la figure de cette cavité approche de *l'ovale*, & elle a moins de largeur dans sa partie supérieure, que dans le reste de son étendue ; immédiatement au-dessous de la cavité *glénoïde*, se trouve une éminence qui la soutient, on la nomme le col de *l'omoplate* : Il s'éleve de la partie supérieure & interne du col de *l'omoplate* une *éminence* nommée *coracoïde*, qui est une *épiphyse* dans les jeunes Sujets ; elle est courbée du côté de la cavité *glénoïde* : Il se trouve une *échancrure* entre *l'acromion* & le col de *l'omoplate* : La cavité *glénoïde* est couverte d'un cartilage, & ses bords sont augmentés par un bourlet ligamenteux, qui a environ deux lignes d'épaisseur sur autant de largeur.

L'omoplate facilite les mouvemens du

bras, donne attache à plusieurs muscles, & sert de défense aux parties intérieures de la poitrine qui lui répondent.

Le *bras* est fait d'un seul os, nommé *humerus*. On y considére son corps & ses extrêmités; le corps n'est pas exactement arrondi, & on peut même y remarquer trois faces, une *interne*, une *externe*, & une *postérieure* : ces faces sont séparées par trois angles qui sont beaucoup plus sensibles vers l'extrêmité inférieure de cet os, que dans son milieu. De ces *angles* il y en a un antérieur, & deux sur les côtés, distingués en *interne* & *externe*. Dans l'extrêmité supérieure de l'*humerus*, se trouve une *tête demi-sphérique*, située un peu obliquement, & immédiatement au-dessous se voit une ligne enfoncée qui l'entoure, c'est ce que l'on nomme le col de l'*humerus* : on considére dans cette extrêmité deux *tubérosités*, qui sont d'inégale grosseur ; à la plus considérable se remarquent trois petites faces pour l'attache des muscles voisins, & à l'autre il ne s'en voit qu'une ; ces deux éminences sont séparées par une *sinuosité*. L'extrêmité supérieure de l'*humerus* est une *épiphyse* dans les jeunes sujets ; elle comprend la *tête*, le *col*, une partie des *tubérosités*, & le commencement de la *sinuosité*.

Dans l'extrêmité inférieure , outre les angles , on y conſidére cinq *éminences* , & trois *cavités*. Des *éminences* , il y en a deux qui ſont deſtinées pour l'attache des muſcles , on les nomme *condyles* , & on les diſtingue en *interne* & en *externe*; des trois autres il y en a deux pour l'articulation de l'os du *coude* , & une pour celle du *rayon*. Des cavités il y en a une *antérieure*, une *moyenne*, & une *poſtérieure* , qui reçoivent , comme je dirai ci-après , les éminences de l'os du *coude*. Cette extrêmité eſt une *épiphyſe* dans les jeunes ſujets.

L'articulation de l'*humerus* avec l'*omoplate* a quelque choſe de ſingulier ; en effet , on trouve dans la jonction de preſque tous les os un rapport entre les *cavités* qui reçoivent , & les *éminences* qui ſont reçûës , ce qui ne ſe remarque point dans celle-ci ; car la *cavité* de l'*omoplate* n'a point aſſez de largeur ni aſſez de profondeur pour recevoir la *tête* de l'*humerus* ; auſſi ne fait-elle que lui ſervir d'appui pendant ſes mouvemens, leſquels ſe font non ſeulement en haut , en bas , en devant , & en arriere , mais auſſi en rond , tant autour de l'axe ou en maniere de pivot , qu'en tournoyant en maniere de fronde ; & tous ces différens mouvemens font d'autant plus libres, que la *tête* de l'*humerus* n'eft point gê-née par la rencontre des bords offeux de la cavité ; les endroits de cette éminen-ce qui ne touchent point à la cavité, ne fe trouvant embraffés que par un liga-ment membraneux, qui d'une part eft at-taché au bord de cette cavité, & par l'autre au col de l'*humerus*. Mais pour prévenir les déplacemens fréquens de l'os du bras aufquels une pareille difpo-fition de cet article eût expofé, il fe trouve 1°· Que le ligament que j'ai dit embraffer la tête de l'*humerus*, eft re-couvert dans la plus grande partie de fon étenduë par les *tendons aponeurotiques* des mufcles voifins, qui lui font même étroitement attachés. 2°· Que ce liga-ment eft plus épais dans les endroits où il n'eft point fortifié par les mufcles, & plus mince dans ceux où il s'en trou-ve recouvert : On doit obferver enfin qu'il y a dans le voifinage de l'articula-tion les *apophyfes coracoïdes*, & *acromion*, qui par leur figure particuliere, & par les forts ligamens qu'elles s'envoyent réci-proquement, fourniffent un rempart fer-me & folide, qui s'oppofe à la fortie de la tête de l'*humerus*, en formant une efpé-ce de voûte fous laquelle cette tête fe caſche dans la plûpart de ſes mouvemens.

L'*avant-bras* eſt compoſé de deùx os, nommés *cubitus*, ou l'os du *coude*, & *radius*, ou le *rayon* : On obſerve que l'os du *coude* eſt un peu plus long que le *rayon*, & il a beaucoup plus de volume dans ſa partie ſupérieure, que dans l'inferieure ; le contraire ſe voit à l'égard du *radius*, qui eſt plus gros dans ſa partie inférieure que dans la ſupérieure.

On conſidere au *cubitus* ſon corps & ſes extrêmités ; ſon corps eſt d'une figure triangulaire, & on diſtingue une crête & trois faces, une *interne*, une *exter-ne*, & une *poſtérieure*. Dans ſon extrêmité ſupérieure ſe remarquent trois éminen-ces & trois cavités ; les éminences ont reçû le nom de *coronoïde*, d'*olécrane*, & d'*apophyſe moyenne*. La *coronoïde* eſt reçûë pendant la flexion de l'avant-bras dans la cavité antérieure de l'*humerus* ; l'*Olé-crane* eſt reçû pendant ſon extenſion dans la cavité poſtérieure de cet os, c'eſt une *épiphyſe* dans les jeunes Sujets ; l'*apophyſe moyenne* eſt reçûë dans la cavité qui lui répond. A l'égard des cavités, il y en a deux que l'on nomme *ſemi-lunaires*, & une troiſiéme qui eſt appellée *ſigmoïde* ; les *ſemi-lunaires* reçoivent deux éminen-ces de l'*humerus*, & la *ſigmoïde* reçoit la partie supérieure & latérale interne du *radius*. Dans l'extrêmité inférieure du *cubitus*, se trouvent deux éminences & deux cavités; l'une de ces éminences est reçûë par le *radius*, & l'autre, nommée *stiloïde*, donne attache à des ligamens : A l'égard des cavités, il y en a une qui répond au *carpe*, & l'autre est une *sinuosité*.

On considére au *radius*, de même qu'au *cubitus*, son corps & ses extrêmités : dans son corps se trouvent trois *faces*, & une *crête* qui répond à celle du *cubitus* : les faces sont distinguées en *antérieure*, en *interne*, & en *externe*. Dans son extrêmité supérieure se remarque une cavité *glénoïde* qui reçoit une éminence de l'*humerus*, & un col ; & dans sa partie latérale interne une éminence superficielle, qui est reçûë dans la cavité *sigmoïde* du *cubitus*, & une *tubérosité*. A l'égard de son extrêmité inférieure, on y considére dans sa partie antérieure une éminence un peu aiguë, & quelques cavités, dont la plus considérable est pour l'articulation du *carpe*; la postérieure reçoit une des deux éminences du *cubitus*, les autres ne sont que des *sinuosités*.

L'os du *coude* & le *rayon* sont joints l'un à l'autre par trois ligamens ; le supérieur, qui est très-fort, embrasse

le

le col du *radius*, & se termine au *cubitus*;
l'inférieur s'étend depuis le bord de la
cavité postérieure du *radius*, jusqu'au
cubitus; le troisiéme, appellé interosseux,
est attaché tout le long de ces os aux
éminences aiguës appellées *crêtes*. Ces os
sont articulés l'un avec l'autre, tant dans
la partie supérieure, que dans l'inférieure,
par un *ginglyme* à une tête; au moyen de
laquelle articulation l'avant-bras a deux
mouvemens particuliers, connus sous le
nom de *pronation* & de *supination*. Dans la
pronation, la paume de la main est tournée en dessous, & le *radius* se croise avec
le *cubitus*; & dans la *supination*, qui est le
mouvement opposé, ces os se trouvent
paralleles l'un à l'autre.

Les deux os de l'avant-bras sont joints
à l'*humerus* d'une maniere différente; le
cubitus lui est joint par le ginglyme le
plus parfait qui soit dans tout le corps;
& c'est par cette articulation que le *cubitus* peut se mouvoir en deux sens sur
l'*humerus*, comme un levier sur son appui, en décrivant une portion de cercle.
Le *radius* est joint à l'*humerus* par genou;
& c'est cette articulation qui donne à cet
os la liberté de suivre non-seulement
les mouvemens du *cubitus*, mais aussi de
faire sur l'*humerus* des mouvemens de

Tome I. F

demi-rotation, toutes les fois qu'il exécute ceux de *pronation* & de *supination*.

On a cru pendant long-tems, & plufieurs même le penfent encore, que la *pronation* & la *supination* font des mouvemens particuliers au *radius*, & que pendant qu'ils s'exécutent, le *cubitus* refte immobile. Mr. WINSLOW a fait voir qu'excepté en deux fituations contraintes de l'avant-bras, où le *cubitus* demeure comme immobile, dans toutes les autres non-feulement le *cubitus* & le *radius* fe meuvent pendant la *pronation* & la *supination*, mais encore que l'*humerus* fe meut pendant ce tems-là. *

Les ligamens qui tiennent le *cubitus* & le *radius* attachés à l'*humerus*, font trois ; le premier, ou le plus intérieur, eft nommé *orbiculaire* : Ce n'eft proprement que la membrane ou capfule qui s'oppofe à l'écoulement de la *synovie*, laquelle membrane fe trouve fortifiée par plufieurs fibres ligamenteufes qui la recouvrent, en s'entre-croifant en divers fens ; cette capfule s'attache aux bords des éminences & des cavités qui forment l'articulation. Les autres ligamens font fitués fur les côtés ; d'où vient qu'on les

* *Voyez les Mémoires de l'Académie Royale des Sciences de* 1719.

a nommés *latéraux* : ils ſont aſſez étroits, quoique très-forts, & ſont attachés d'une part aux *condyles* de l'*humerus*, & de l'autre à la partie ſupérieure du *cubitus* : celui qui vient du *condyle externe*, recouvre dans ſa route la partie ſupérieure du *radius*, & fortifie par ce moyen le ligament membraneux qui attache cet os à l'*humerus* ; il fortifie auſſi celui que j'ai dit attacher le *radius* au *cubitus* dans ſon articulation de *ginglyme*.

La *main* eſt faite du *carpe* ou *poignet*, du *métacarpe* & des *doigts*. Le *carpe* eſt compoſé de huit os. diſpoſés en deux rangées. Dans la premiere, ou la plus voiſine de l'*avant-bras*, il n'y en a que trois, le quatriéme eſt hors de rang : La ſeconde rangée eſt compoſée de quatre ; ces deux rangées font une convexité en dehors, & une cavité en dedans. *Lyſerus* * a donné un nom particulier à chacun de ces os ; il a nommé *ſcaphoïde* celui de la premiere rangée qui eſt le plus antérieur, *lunaire* le ſuivant, & le troiſiéme *Cunéïforme*, à l'égard du quatriéme, qui eſt hors de rang, il lui a donné le nom de *piſiforme* ; celui de la ſeconde rangée qui ſe joint au pouce, a été nommé *trapéze* ; le ſuivant a reçu le nom de *trapézoïde*, ou de

* CULTER, *Anatom.* Lib. V. Cap. II.

pyramidal ; le troisiéme a été nommé le *grand* , & le quatriéme le *crochu*. Le *scaphoïde* est convexe dans sa partie supérieure, & concave dans l'inférieure ; il reçoit dans sa cavité une partie de l'os nommé le *grand* ; le *scaphoïde* a dans sa partie interne & inférieure une *apophyse* qui se joint aux os nommés *trapéze* & *pyramidal*. Le *lunaire* a une convexité qui est reçûë par le *radius*, & une cavité qui reçoit la plus grande partie de la tête de l'os nommé le grand. L'os *cunéiforme* a trois faces, par lesquelles il touche au *lunaire*, au *crochu* & au *pisiforme*. L'os *pisiforme*, appellé de quelques-uns *lentiforme*, se trouve irrégulierement arrondi, si l'on en excepte une face polie & légérement concave, par laquelle il se joint au *cunéiforme*. Le *trapéze* a plusieurs faces ; sçavoir, une *externe* , une *interne*, une *supérieure*, une *inférieure*, & deux *postérieures*. L'*externe* n'a rien de particulier : dans l'*interne* se trouve une éminence & une sinuosité ; par sa face *supérieure* il touche au *scaphoïde* ; par l'*inférieure*, qui se trouve partagée en deux petites faces *semi-lunaires*, il se joint au pouce , & par les deux *postérieures* il touche au *pyramidal*, & au premier os du *métacarpe*. Le *pyramidal* a aussi plusieurs faces ; car outre l'*externe*, qui a le plus d'étenduë, il en a

quatre autres par leſquelles il ſe joint au
ſcaphoïde, au *trapéze*, à l'os nommé le
grand, & au premier du *métacarpe*. L'os
appellé le *grand* a dans ſa partie ſupérieure une tête arrondie, qui eſt reçûë dans
une cavité formée par l'union du *ſcaphoïde*
avec le *lunaire*; il a outre cela trois faces,
par leſquelles il ſe joint au *pyramidal*, à
l'os *crochu* & au ſecond os du *métacarpe.*
Le *crochu* a trois faces, une *antérieure*,
une *poſtérieure*, & une *inférieure* : par
l'*antérieure* il ſe joint à l'os nommé le
grand ; par la *poſtérieure* au *cunéiforme* ;
& par l'*inférieure*, qui eſt diviſée en deux
par une ligne éminente, il ſe joint aux
deux derniers os du *métacarpe.* On remarque outre cela dans la face interne de
cet os une *apophyſe* courbée de derriere
en devant, & qui eſt vis-à-vis celle du
trapéze.

Le *métacarpe* eſt compoſé de quatre
os, qui ſont irrégulierement triangulaires dans leur longueur, & un peu courbés en dehors : On y conſidére leur corps
& leurs extrémités ; le corps a trois faces,
une *externe*, & deux *internes* ; on remarque à leur extrémité ſupérieure des faces
plates & aſſez polies, qui ſervent à leur
articulation avec les os du *carpe* ; leur extrémité inférieure, qui eſt une *épiphyſe*

dans les enfans, se trouve arrondie en maniere de tête pour leur articulation avec les doigts ; les deux premiers os du *métacarpe* sont d'une égale longueur, & le troisiéme, quoique plus court que les premiers, a plus de longueur que le quatriéme : les os du *métacarpe* se touchent par leurs extrémités, & laissent dans le reste de leur étenduë des intervalles qui sont occupés par des muscles.

Les cinq doigts font la troisiéme partie de la main : ils sont chacun composés de trois piéces nommées *phalanges* ; la premiere du pouce approche assez, par sa structure, de celle des os du *métacarpe* : on doit observer néanmoins qu'elle est un peu plus grosse, plus applatie & plus courte ; elle a dans sa partie supérieure une face un peu convexe dans son milieu, & légérement concave dans ses bord, tant intérieur, qu'extérieur, pour s'accommoder à la figure de l'os nommé *trapéze*, qui lui répond. L'extrémité inférieure de cette *phalange* a une tête pour son *articulation arthrodiale* avec la seconde, qui a dans sa partie supérieure une cavité, & dans l'inférieure deux éminences, & une cavité pour son articulation *ginglymoïde* avec la troisiéme pha-

lange ; celle - ci a moins de longueur &
moins de volume que les deux autres; son
extrêmité inférieure se trouve fort étroite, & même affez inégale, principalement
dans sa face interne.

Les quatre doigts suivans n'ont point
la même longueur, comme chacun peut
l'obferver : ils font tous situés sur la même ligne, & dans un sens presqu'oppofé
au *pouce* ; auffi leur flexion se fait-elle de
dehors en dedans, au lieu que celle du
pouce se fait de devant en arriere. Ces quatre doigts font compofés chacun de trois
phalanges, dont la premiere eft plus grande que la feconde, & la feconde que la troifiéme, leur face externe eft un peu convexe, & l'interne eft un peu cave.

La premiere *phalange* a une cavité dans
fa partie fupérieure pour fon articulation
arthrodiale avec les os du *métacarpe* ;
elle a dans fa partie inférieure deux éminences, & une cavité pour fon articulation de *ginglyme* avec la feconde *phalange* ;
il en eft de même de la feconde avec la
troifiéme.

Chaque os du *métacarpe* a dans les
jeunes fujets une *épiphyfe* dans fa partie
inférieure. La même chofe se trouve dans
la premiere phalange du pouce ; mais le
contraire se voit aux deux autres *phalan-*

ges de ce doïgt , & à toutes celles des quatre autres qui ont des *épiphyses* dans leur partie supérieure , & n'en ont point dans l'inférieure.

Les trois os de la premiere rangée du *carpe* sont unis ensemble , & de leur union est formée une éminence arrondie , qui est reçûë dans la cavité inférieure du *radius*, laquelle se trouve augmentée par un prolongement du cartilage qui a recouvert sa surface & qui s'avance jusques sur la face du *cubitus*, où il se trouve retenu par deux ligamens , dont l'un l'attache à l'os *cuneïforme*, & l'autre à l'*apophyse styloïde* du *cubitus* ; ensorte que le *cubitus* a la liberté de se mouvoir sur la surface de ce cartilage mitoyen : on voit par-là que cet os ne contribuë point à la formation de la cavivé qui reçoit la premiere rangée du *carpe* : on doit même observer que le troisiéme os de cette rangée n'a que très-peu de part à la formation de la tête qui est reçûë dans cette cavité ; cette éminence se trouvant presqu'entierement formée par les deux premiers os nommés *scaphoïde* & *lunaire.*

La jonction du *carpe* avec l'*avant-bras*, est une véritable *arthrodie* , puisqu'elle permet à la main de faire des mouvemens en tout sens, excepté celui de rotation directe, ou suivant l'axe, ou la longueur de l'avant-bras.

Il faut remarquer, que non seulement les os du *carpe* sont joints entr'eux, mais encore que la seconde rangée l'est avec les os du *métacarpe*, & enfin que le premier os de cette rangée est articulé avec la premiere phalange du pouce.

La jonction que les os du *carpe* ont entr'eux, leur permet de se mouvoir en glissant un peu les uns sur les autres; mais ce mouvement n'est pas également manifeste à l'égard de tous ces os; car on observe que la jonction de la premiere rangée avec la seconde, permet un mouvement aussi libre en plusieurs sens, que celle de la premiere rangée avec l'*avant-bras*, ce que l'on ne remarque point dans la jonction des os de la seconde rangée avec ceux du *métacarpe*, quoique les faces par lesquelles tous ces os s'entre-touchent, soient couvertes d'un cartilage uni & poli : on doit néanmoins observer que le dernier os du *métacarpe* a un mouvement très-sensible dans sa jonction avec l'os du *carpe* qui lui répond.

Quant à l'articulation de l'os du *carpe*, nommé *trapéze*, avec le *pouce*, elle a quelque chose de singulier; car elle participe du *genou* & de la *charniere* ; ce qui donne à ce doigt la liberté de se mouvoir en plusieurs sens , & il a dans ses différens mouvemens la même fermeté que si son articulation étoit une vraye *charniere.*

La premiere *phalange* des quatre derniers doigts est jointe par *genou* avec les os du *métacarpe* , & par *charniere* avec la seconde *phalange* , & celle-ci avec la troisiéme.

Si l'on fait attention à la disposition particuliere des os du *carpe* , & à leur connexion avec les os de l'*avant-bras* , on s'appercevra aisément que la main, dans sa situation naturelle , ne se trouve pas dans la même direction longitudinale que les os de l'*avant-bras*, mais au contraire qu'elle se porte obliquement en arriere ; enforte que dans cette situation naturelle de la main, les doigts étant étendus, & un peu écartés , l'extrémité du doigt *indice* répond à l'*interstice* des os de l'*avant-bras.* C'est une observation de M. Winslow.

Avant que de décrire les ligamens de ces différentes articulations, il est bon de dire un mot de celui que l'on a nommé *annulaire*, parce que l'on a crû qu'il embrassoit le poignet de toutes parts ; mais on a reconnu qu'au lieu d'un seul ligament,

il y en avoit deux aufquels on a confer-
vé ce nom d'*annulaires* , & on les a diftingués en interne & en externe. Le ligament *annulaire* interne eft attaché à l'os
nommé *trapéze* , qui foutient le *pouce* ,
& paffant enfuite de la partie antérieure
vers la poftérieure , il va fe terminer à
l'os *unciforme* , ou *crochu* , & au *pififorme* :
Ce ligament laiffe un vuide affez confidérable pour le paffage des tendons des
mufcles fléchiffeurs des doigts. Le ligament annulaire externe eft attaché fort
étroitement par une de fes extrêmités à
l'os *pififorme* : Il fe porte enfuite obliquement de bas en haut , & vient fe terminer à la face externe du *radius* en
s'avançant jufqu'à l'éminence aiguë de
ces os. Ce ligament ne fe trouve attaché que dans certains endroits de la fur-
face des os qu'il parcourt , & par ce
moyen il laiffe des efpaces libres pour le
paffage des tendons des mufcles extenfeurs des doigts , & de ceux du poignet.

Les ligamens de l'articulation du *carpe* avec l'*avant-bras*, peuvent être diftingués en ceux qui fe voyent dans la face
interne du carpe , & en ceux qui fe dé-
couvrent dans fa face externe. Je ne dis
rien ici de la membrane capfulaire qui

F vj

s'oppofe à l'écoulement de la *Synovie* ; car elle ne différe point de celle qui fe remarque dans toutes les autres articulations mobiles : Elle fe trouve attachée d'une part au bord de la cavité , & de l'autre à la circonférence de la tête. Le premier des ligamens qui fe voyent dans la face interne du *carpe* , a fon principe à l'éminence aiguë qui eft fitué antérieurement à la partie inférieure du *radius* , & il va fe terminer à l'os *fcaphoïde*. Le fecond eft un ligament affez large , qui eft attaché au bord intérieur de la cavité du *radius* , & va fe confondre avec plufieurs autres ligamens qui couvrent toute la face interne du *carpe* ; ces derniers, dont les *fibres* s'entre-croifent en divers fens , paroiffent tirer leur origine des quatre os de la premiere rangée , ils s'attachent à tous ceux de la feconde , & s'avancent même jufqu'à la partie fupérieure des os du *métacarpe* , où ils fe terminent. Outre ces ligamens , on en trouve encore de petits tranfverfaux dans la face interne des os du *métacarpe* , qui lient ces os les uns aux autres, tant par leur partie fupérieure, que par l'inférieure.

A l'égard des ligamens qui fe trouvent dans la face externe du poignet, on peut les divifer en trois claffes ; dans la pre-

miere , ſont compris ceux qui affermiſſent l'articulation du *carpe* avec l'*avant-
bras* ; ils ſont au nombre de trois. Le
premier a aſſez de largeur ; il eſt attaché
d'une part à la partie inférieure & externe du *radius* , & de l'autre à l'os *cunéiforme* : les deux autres attachent l'*apophyſe ſtyloïde* du *cubitus* au même os *cunéiforme*. Les ligamens de la ſeconde claſſe affermiſſent l'articulation de la premiere rangée du *carpe* avec la ſeconde : il y
en a deux ; le premier vient de la partie
inférieure du *ſcaphoïde* ; & le ſecond, du
cunéiforme : Ces deux ligamens s'uniſſent
l'un à l'autre, pour ſe terminer enſemble
à l'os *unciforme*. Il faut remarquer que
dans la jonction de la premiere rangée
avec la ſeconde , la membrane capſulaire qui s'oppoſe à l'écoulement de la
Synovie, ſe montre à découvert immédiatement au-deſſous de l'avance de l'os
ſcaphoïde ; cette membrane paroît aſſez
lâche dans cet endroit. Quant aux ligamens de la troiſiéme claſſe , qui affermiſſent la jonction des os du *carpe* entr'eux ,
& celle qu'ils ont avec les os du *métacarpe*, ils ſont très-courts, & ne vont que
d'un os à l'autre.

Les os du *carpe* ſont couverts par des
cartilages & par des ligamens, qui s'y

trouvent si adhérens, qu'ils leur tiennent lieu de *périoste* , dont ils paroissent dépourvûs.

Quant aux ligamens des doigts , ils sont différens , eu égard à la diversité de leurs articulations ; car ceux qui se remarquent dans la jonction de la premiere phalange du *pouce* , tant avec l'os du carpe qui lui répond, qu'avec la seconde phalange , sont orbiculaires, de même que dans toutes les articulations par *genou*. On trouve de semblables ligamens dans la jonction de la premiere phalange des quatre derniers doigts avec les os du *métacarpe*. Les ligamens des autres articulations des doigts & de celle de la seconde phalange du *pouce* avec la troisiéme , sont *latéraux* , c'est-à-dire , qu'ils sont placés de chaque côté de l'article immédiatement sur la membrane capsulaire. Les ligamens de ces différentes articulations sont fortifiés par les tendons des muscles voisins , principalement des extenseurs & des fléchisseurs des doigts , auxquels on pourroit ajoûter ceux des *muscles interosseux* qui affermissent l'articulation de la premiere phalange des quatre derniers doigts. En décrivant les os *sésamoïdes* qui se trouvent au pied , je ferai mention de ceux que l'on rencontre à la main.

A R T I C L E   I I.

Des Extrêmités inférieures.

Chaque extrêmité inférieure eſt partagée en *cuiſſe*, en *jambe*, & en *pied*. La *cuiſſe* n'eſt faite que d'un ſeul os appellé *femur*; la *jambe* l'eſt de deux nommés *tibia & peroné*; il ſe rencontre antérieurement à la jonction de la *cuiſſe* avec la *jambe* un autre os qu'on nomme la *rotule*. Le pied eſt diviſé en trois parties, comme la *main*; ſçavoir, en *tarſe*, en *metatarſe*, & en *doigts*, ou *orteils*.

Le *femur* a plus de longueur qu'aucun autre os du ſquélete : on y conſidére ſon *corps* & ſes *extrêmités*; ſon corps ſe tronve un peu courbé en devant, principalement vers le milieu : on remarque le long de la partie poſtérieure, ou de la partie concave de cet os, une eſpece de *crête*, communément appellée *ligne oſſeuſe*, laquelle ſe partage dans ſa partie ſupérieure & dans l'inférieure en deux branches, qui vont ſe rendre aux éminences nommées *trochanters* & *condyles*, que je décrirai ci-après. Dans le corps du *fémur* ſe remarquent trois faces; ſçavoir, une antérieure, qui eſt un peu arrondie; les deux autres, nommées interne & externe, ſont applaties. On trouve pour l'ordinaire vers le milieu de la face interne de cet os, l'orifice d'un *conduit*, qui fait environ un pouce de chemin dans la substance de l'os, & qui va se rendre dans le canal de la moëlle. La direction de ce conduit est de bas en haut, & il permet le passage d'un nerf, d'un artére, & d'une veine qui se distribuent à la *moëlle*.

On voit à la partie supérieure de cet os des *éminences* & des *cavités*. Les *éminences* sont au nombre de quatre ; sçavoir, la tête du *fémur*, qui est une *épiphyse* dans les jeunes sujets, & quelquefois aussi dans les adultes ; elle est soutenuë par une seconde éminence que l'on nomme le col du *fémur* ; cette éminence est située obliquement de bas en haut, & de dehors en dedans, en se portant un peu sur le devant ; la direction du col du *fémur* répond à celle de la *cavité cotyloïde*, qui est aussi située obliquement. La troisiéme & la quatriéme des éminences qui se trouvent au haut du *fémur*, sont nommées *trochanters* ; ce sont des *épiphyses* dans les jeunes sujets, & on les distingue par rapport à leur volume en grand & en petit. Le grand *trochanter* est situé dans la partie externe, & se termine postérieurement en une pointe émousée. Le petit

trochanter eft fitué dans la partie intérne
un peu au-deſſous du grand. Ces deux
éminences ſont unies poſtérieurement
l'une à l'autre par une eſpéce de crête. A
l'égard des cavités, on n'en compte que
deux, dont l'une eſt creuſée dans la tête
même du *fémur*, & la ſeconde ſe voit entre le grand *trochanter*, & le col du *fémur*. A la partie inférieure de cet os ſe
trouvent quatre éminences, dont il y en a
deux qui ſe nomment *condyles*, elles ſont
beaucoup de ſaillie en arriere, & on obſerve que l'*interne* deſcend un peu plus bas
que l'*externe*; celle-ci a pour l'ordinaire
plus de largeur, & ſe porte plus en devant
que l'autre; les deux autres éminences ſont
placées en devant, & ne ſont que la continuation des premieres; celle qui répond
au *condyle* externe, a plus de volume, &
s'avance même un peu plus haut que l'autre. On trouve auſſi à cette même extrêmité deux cavités; la plus conſidérable ſe
voit poſtérieurement entre les deux condyles, & la moindre partage les éminences qui ſont dans la partie antérieure.

La *rotule* eſt un os fitué à la partie antérieure & inférieure du *fémur*, elle eſt
inégalement arrondie & applatie : on y
conſidére deux faces, une antérieure, &
l'autre poſtérieure; l'antérieure eſt un peu

convexe & inégale , & la postérieure a
deux cavités séparées par une éminence ;
la cavité extérieure se trouve plus creuse
que l'autre, elles répondent aux deux éminences, & à la cavité de la partie antérieure & inférieure du *fémur*. Il se rencontre
à sa partie supérieure un léger enfoncement, dans lequel s'attache un grand nombre de fibres tendineuses , qui viennent
des muscles extenseurs de la jambe ; le
reste de cette face est couvert de quelques-
unes de ces mêmes fibres, qui lui sont si
adhérentes, qu'elles semblent lui tenir lieu
de *périoste*. A la partie inférieure de cette
même face , se voyent des inégalités pour
l'attache d'un ligament très-fort qui joint
la *rotule* à l'éminence antérieure du *tibia*,
nommée *tubérosité*.

Le *tibia* a plus de volume qu'aucun
autre os du *squélete* , si l'on en excepte
le *fémur* : on y considére son *corps*, & ses
extrêmités ; son corps se trouve triangulaire dans sa longueur, & on y distingue
trois faces, une *interne* , qui est applatie,
une *externe* , qui est un peu enfoncée, &
une *postérieure*, qui est arrondie. L'angle
antérieur se nomme crête; l'externe porte
le nom de ligne osseuse : on remarque postérieurement à quatre travers de doigt environ de sa partie supérieure l'orifice d'un

conduit qui fait quelque chemin dans l'os, & va se terminer dans le canal de la *moëlle* ; ce conduit donne passage à un nerf, à une artére & à une veine qui se distribuent à la *moëlle*.

L'extrêmité supérieure du *tibia* a beaucoup plus de volume que l'inférieure : on y considére deux cavités, qui ont une figure presque ovale ; elles ont peu de profondeur, l'interne en a cependant plus que l'externe ; ces deux cavités se trouvent séparées par deux éminences, & postérieurement se voit une espéce de *sinuosité*. Dans la partie antérieure est située une éminence appellée *tubérosité*, qui est une *épiphyse* dans les enfans ; & dans la face externe de cette extrêmité, on trouve une autre éminence superficielle, pour l'articulation du *tibia* avec le *péroné*.

On considére à l'extrêmité inférieure du *tibia* une *apophyse*, qui semble un prolongement de sa face interne ; on la nomme *malléole interne* : on trouve aussi à la même extrêmité trois cavités, dont l'une, qui est dans sa face externe, reçoit le *péroné* : les deux autres sont destinées pour l'articulation de la jambe avec le pied ; celles-ci sont séparées par une éminence superficielle ; enfin derriere la *malléole* interne se voit une *sinuosité*.

Le *péroné* est un os aussi long que le *tibia*, mais fort grêle, & inégalement triangulaire dans sa longueur : on y distingue trois faces ; l'*interne* & l'*externe* se trouvent un peu creuses, & la *postérieure*, qui est assez unie, est le plus souvent convexe & arrondie ; on y trouve encore une ligne osseuse : On considére dans son extrêmité supérieure une cavité qui a peu de profondeur ; elle répond à l'éminence qui est placée à la partie supérieure & externe du *tibia*. L'extrêmité inférieure du *péroné* forme la *malléole externe*, & on trouve dans sa face interne une *éminence superficielle*, & postérieurement une *sinuosité*.

Le pied est divisé en *tarse*, en *métatarse*, & en *doigts* ou *orteils*. Le *tarse* est fait de sept os ; sçavoir, de l'*astragal*, du *calcaneum*, du *scaphoïde* ou *naviculaire*, du *cuboïde*, & des trois *cunéiformes*. Le *métatarse* est composé de cinq, & les *doigts* ou *orteils* de quatorze, nommés *phalanges*.

Le premier, ou le plus supérieur des os du *tarse*, est nommé *astragal*, auquel on considére son corps, & outre cela dans sa partie antérieure une éminence arrondie qui est reçuë par l'os *scaphoïde* : la partie supérieure de son corps se trouve bor-

dée par deux éminences, entre lesquelles se voit un enfoncement superficiel pour
son articulation *ginglymoïde* avec le *tibia* :
on observe à sa partie inférieure une cavité en forme de croissant, pour sa jonction avec le *calcaneum* ; on y voit aussi une
petite face, par laquelle l'*astragal* se joint
encore au même os ; sa partie latérale externe a une cavité qui reçoit le *péroné* ; l'interne en a aussi une qui a beaucoup moins
d'étenduë ; celle-ci répond à l'éminence
du *tibia* nommée *malléole interne* ; les inégalités qui se trouvent au-dessous de cette petite cavité donnent attache à des ligamens dans la partie postérieure & un
peu interne de l'*astragal*, se remarque une
sinuosité : On observe enfin que son éminence antérieure forme conjointement
avec son corps au côté extérieur, une
échancrure, qui répond à une semblable
du *calcaneum*.

Celui des os du *tarse* qui a le plus de volume, & qui est en même tems le plus postérieur, est le *calcaneum*, ou l'os du *talon* ; on peut y distinguer quatre parties,
une *antérieure*, une *postérieure*, une *supérieure*, & une *inférieure* ; & outre cela deux
faces, une *externe*, & une *interne* ; la partie antérieure se termine par une cavité superficielle qui reçoit le *cuboïde*, & la pos-

térieure à une *tubéroſité* conſidérable, qui
eſt *épiphyſe* dans les enfans : à la partie ſupérieure ſe voit une éminence aſſez conſidérable, & une petite face qui ſe joignent à l'*aſtragal* : on trouve à l'inférieure des inégalités qui facilitent l'attache
des muſcles & des ligamens, & à la face
externe ſe remarque une petite *tubéroſité*
& une *ſinuoſité* ; c'eſt du côté de la face
externe que le *calcaneum* forme dans ſa
partie ſupérieure une *échancrure* qui répond à celle de l'*aſtragal*. La face interne
de cet os eſt creuſée obliquement, & on
trouve dans ſa partie ſupérieure une *ſinuoſité*.

Le *ſcaphoïde* ou *naviculaire* eſt ſitué entre les trois os *cunéiformes* & l'*aſtragal*. Cet
os a dans ſa partie antérieure trois facettes, ou éminences ſuperficielles pour ſon
articulation avec les os *cunéiformes* : & à la
poſtérieure on trouve une cavité aſſez conſidérable, qui reçoit l'éminence antérieure de l'*aſtragal* ; ſa partie ſupérieure eſt un
peu convexe & inégale, & l'inférieure un
peu cave & auſſi inégale ; on voit dans celle-ci une petite *tubéroſité* & une *ſinuoſité*.

Le *cuboïde* eſt ſitué entre les deux derniers os du *métatarſe* & le *calcaneum* ; il
a ſix faces, la premiere ou la *ſupérieure*
eſt inégale ; la ſeconde & la troiſiéme ſe

rencontrent dans la partie inférieure de cet os ; elles sont partagées par une éminence oblique, au-devant de laquelle se trouvent une *sinuosité* ; la quatriéme face est *antérieure*, elle répond aux derniers os du *métatarse* avec lesquels elle se joint ; la cinquiéme est postérieure, elle est jointe avec la partie antérieure du *calcaneum* ; & la sixiéme, qui est *interne*, se joint au troisiéme os *cunéiforme*.

Les trois *cunéiformes* sont situés entre les trois premiers os du *métatarse*, le *cuboïde*, & le *scaphoïde* ; leur volume n'est point le même dans tous : car le premier, ou le plus intérieur est le plus grand ; le troisiéme l'est plus que le second, & il a moins de volume que le premier.

On donsidére a chacun de ces os cinq faces, de même que dans un coin, & leur situation est telle que le second, & le troisiéme de ces os ont leur pointe tournée vers la plante du pied, & le premier au contraire a la sienne tournée vers le dessus du pied. Ces os sont joints par leur face antérieure aux trois premiers os du *métatarse*, & par la postérieure à l'os *scaphoïde*. On observe que le troisiéme cunéiforme est joint aussi par sa face externe au cuboïde.

Les cinq os du *métatarse* sont irrégulierement triangulaires dans leur longueur & un peu courbés en dessus. Leur extrêmité antérieure forme une tête arrondie qui répond à la cavité des premieres phalanges des *orteils.* L'extrêmité postérieure de ces cinq piéces se termine en une face applatie, de même que les trois os *cunéiformes*, & le *cuboide* avec qui elles se joignent ; il se rencontre aussi d'autres petites faces sur les parties latérales de cette extrêmité pour la jonction de ces os entr'eux : Ces os ont plus de largeur par derriere que par devant ; & on observe même dans les quatre premiers que leur extrêmité postérieure a plus d'étenduë vers la partie supérieure du pied que vers l'inférieure. Quant à la ciquiéme piéce, son extrêmité postérieure conserve sa même largeur en dessus & en dessous du pied ; elle se trouve même augmentée par une apophyse qu'elle produit, & qui déborde le *cuboïde*, avec qui cette piéce est jointe.

La premiere piéce qui soutient le pouce a moins de longueur que les quatre autres ; mais son volume se trouve beaucoup plus considérable, & elle a dans sa partie antérieure & inférieure deux petites cavités séparées par une éminence : Ces cavités reçoivent deux os nommés *sésamoïdes.*

sesamoïdes. Les quatre autres piéces ont à peu près la même longueur, si l'on en excepte celle qui répond au second *orteil*, qui en a plus que toutes les autres.

Chaque orteil est composé de trois piéces nommées *phalanges*, à l'exception du premier qui n'en a que deux. Toutes ces piéces sont disposées à peu près de même que dans la main; avec cette différence cependant, que les phalanges du pied ont moins de longueur, & la plûpart même ont moins de volume que celles de la main.

Après avoir parlé des différens os, qui composent l'extrêmité inférieure, il est à propos de passer l'examen de leurs articulations. Le premier de ces os, qui est le *fémur*, se trouve joint avec l'os *innominé* par *enarthrose* ou *genou*; cette articulation permet à la *cuisse* de se mouvoir en différentes manieres; sçavoir, en devant, en arriere, en dedans, en dehors, &c. comme je l'expliquerai en traitant des muscles de cette partie.

La disposition particuliere de cette articulation, tant du côté de la cavité de l'os *innominé*, que du côté de la tête du *fémur* & de son col, est très-avantageuse pour les deux principaux usages de cet os, dont le premier est de soutenir le poids du

Tome I. G

corps, soit que l'on soit debout, ou à genoux ; & le second, de transporter le corps d'un endroit à un autre. C'est pour satisfaire au premier de ces usages que la cavité cotyloïde se trouve plus profonde en haut & en arriere, qu'en devant & en bas, puisque c'est principalement dans la partie supérieure & postérieure de cette cavité que la tête du *fémur* s'appuye, soit que l'on soit debout, ou à genoux ; & c'est par le peu de profondeur de cette cavité dans sa partie antérieure & inférieure, & par son obliquité, jointe à celle de la tête du *fémur* & de son col, comme l'a très-bien observé un habile anatomiste, que sont rendus aisés & plus amples les mouvemens de flexion & d'adduction de cuisse, c'est-à-dire, ceux qu'elle fait en devant & en dedans, lesquels mouvemens font, non seulement les plus fréquens, mais même les principaux pour le transport du corps d'un lieu à un autre.

Les condyles du *fémur* sont couverts, dans leur partie antérieure & dans la postérieure, d'un cartilage uni & poli ; ce même cartilage revêt les éminences qui répondent à la *rotule*, & la cavité qui les partage. Les faces supérieures du *tibia*, qui répondent aux deux condyles du *fémur*, sont couvertes d'un semblable car-

tilage ; & la *synovie* qui entretient la souplesse de tous ces cartilages, paroît être
fournie, non seulement par les *glandes
mucilagineuses*, mais encore par les *masses
graisseuses* qui s'y rencontrent. La membrane *capsulaire* qui s'oppose à l'écoulement de cette liqueur, est attachée non
seulement à la circonférence des condyles
& aux bords des faces ou cavités supérieures du *tibia*, mais encore à la circonférence de la *rotule* ; ensorte que sa face
interne, qui est aussi couverte de cartilage, tient lieu de membrane capsulaire
pour retenir la *synovie*.

On trouve à l'articulation du *tibia*
avec le *fémur* deux cartilages mitoyens,
auxquels l'on a donné le nom de *sémilu-
naires*, leur figure approchant de celle d'un
croissant. Ils sont couchés sur les cavités
superficielles du *tibia*, leur partie convexe, qui est la plus épaisse, répondant
aux bords de ces cavités, & leur partie
concave, qui est très-mince, regardant le
milieu de chacune ; ensorte que les extrêmités de l'un de ces cartilages sont tournées vers celles de l'autre ; le milieu de
ces cavités, qui est environ le tiers de
chacune, se trouvant à nud. Ces deux
cartilages se terminent, par des ligamens
très-courts & assez forts, aux inégalités

en forme de *tubercules*, qui se trouvent entre les faces supérieures du *tibia*, & communiquent par quelques portions a- vec les ligamens croisés.

La partie convexe de ces cartilages est attachée non seulement à la capsule de l'*ar- ticle*, mais encore aux *ligamens latéraux*. Leur face inférieure qui touche au *tibia* est applatie, & la supérieure est un peu creuse, pour former conjointement avec le *tibia* deux cavités qui répondent aux condyles du *fémur*.

Les *ligamens* de cette articulation sont très-forts, & ont assez d'épaisseur. On peut les distinguer, par rapport à leur si- tuation, en *internes* & en *externes*; ces der- niers se trouvent sur la capsule, & les au- tres en sont couverts: les *externes* sont au nombre de trois; sçavoir, un *antérieur* & deux *latéraux*. Le premier attache la *ro- tule* à l'éminence du *tibia*, nommée *tubé- rosité*: les fibres des muscles extenseurs de la jambe, que j'ai dit passer sur la *ro- tule*, viennent se perdre dans ce ligament. Les deux autres ligamens naissent de la face externe & presque postérieure de chaque *condyle*, & vont se terminer dans des endroits différens; sçavoir, le li- gament qui vient du *condyle interne*, va se terminer environ quatre travers de

doigt au-deſſous de l'articulation à la partie ſupérieure & interne du *tibia*, en s'a-
vançant vers ſa partie antérieure ; il ſe détache pluſieurs fibres de la partie ſupérieure de ce ligament , qui vont ſe rendre poſtérieurement au haut du *tibia*. Le
ligament qui vient du condyle externe,
ſe diviſe en deux portions, dont l'une, qui
eſt la moins conſidérable, ſe termine à la
partie ſupérieure du *péroné* , & l'autre ſe
porte obliquement en arriere , en paſſant
ſur l'articulation de cet os , & va ſe terminer à la partie poſtérieure du *tibia* , à
deux travers de doigt environ de ſon articulation avec le *fémur*. Outre ces ligamens on voit encore poſtérieurement pluſieurs fibres ligamenteuſes , qui du *fémur*
vont s'attacher au haut du *tibia*. Quant
aux ligamens *intérieurs* , connus ſous le
nom de ligamens *croiſés* , on n'en compte
que deux , que l'on peut diſtinguer par
rapport à leur ſituation , en *antérieur* & en
poſtérieur. Le premier vient des inégalités
qui partagent antérieurement les deux cavités du *tibia* , & ſe portant un peu obliquement de dedans en dehors, va gagner
la cavité en forme d'*échancrure* , qui partage les condyles, pour ſe terminer au condyle *externe*. Le ſecond, ou le poſtérieur,
prend naiſſance au haut du *tibia*, au com-

mencement d'une espece de *finuofité*, que j'ai dit s'y remarquer; il s'avance jusqu'aux éminences qui partagent les deux cavités de cet os, aufquelles éminences ce ligament s'attache, de même que le précédent, & se portant ensuite un peu obliquement de dehors en dedans, il va se terminer au condyle interne.

L'articulation du *Tibia* avec le *Fémur* donne à la jambe la liberté de faire les mouvemens de flexion & d'extenfion; elle peut outre cela se mouvoir demi-circulairement en dedans & en dehors; mais il faut pour cela qu'elle foit à demi-fléchie, ou qu'elle faffe un angle droit avec la cuiffe : car fi lorfque la jambe eft étenduë, & qu'elle ne fait, pour ainfi dire, qu'une feule piéce avec la cuiffe, on tourne demi-circulairement le pied en dedans ou en dehors; ces mouvemens ne dépendent nullement de l'articulation du *Tibia* avec le *Fémur*, mais plûtôt de l'articulation de ce dernier avec l'os *Innominé*. Quant à la *Rotule*, elle se meut en haut & en bas, c'eft-à-dire, qu'elle fuit la jambe dans fes mouvemens de flexion & d'extenfion, & non point dans ceux qu'elle fait demi-circulairement, à caufe de fon articulation de *Ginglyme*.

Un célébre anatomifte confidére la *Ro-*

tule par rapport au *Tibia*, comme l'*Olécrane* par rapport au *Cubitus*; il pense que ces
deux éminences ont les mêmes usages à
l'égard des muscles extenseurs de l'avant-
bras & de ceux de la jambe, c'est-à-dire,
qu'elles en augmentent la force, & les ga-
rantissent de la compression à laquelle ils
eussent été exposés sans leur secours. On
doit ajoûter que l'*Olécrane* sert encore à
affermir l'articulation du *cubitus* avec l'*humerus*; car personne n'ignore que ce ne soit
cette éminence du *Cubitus* qui empêche
l'avant-bras de se plier en arriere; au lieu
que la jambe n'est empêchée de se plier
en devant, que par la situation particuliere
de ses ligamens latéraux : c'est aussi pour
ces usages différens que l'*Olécrane* ne fait
qu'une seule & même piéce avec l'os du
Coude, & que la *Rotule* au contraire se trouve détachée du *Tibia*, ou du moins qu'elle
ne lui est jointe que par un ligament fléxible, qui n'apporte aucun obstacle aux
mouvemens demi-circulaires que la jambe
fait étant à demi-fléchie ; desquels mouvemens elle auroit été incapable, si la *Rotule* & le *Tibia* n'avoient fait ensemble
qu'une seule & même piéce.

L'éminence superficielle qui se rencontre à la partie latérale externe du *Tibia*,
est reçûë dans la cavité du *Péroné*. Outre

les cartilages qui recouvrent la surface de
ces deux os , & la membrane *capsulaire*
qui s'oppose à l'écoulement de la *Synovie* ,
on trouve plusieurs ligamens attachés autour de cette articulation ; ils sont assez
forts, quoique courts : on peut en compter
ter jusqu'à cinq; sçavoir, deux *antérieurs*,
deux *postérieurs*, & un *supérieur* ; tous ces
ligamens sont joints les uns aux autres , &
comme collés a la membrane *capsulaire*.

Le ligament *Mitoyen* qui regne le long
de ces deux os , & qui est attaché à l'angle postérieur & externe du *Tibia*, & à
l'angle voisin du *Péroné*, se nomme *Interosseux*. Il est composé, de même que le li-
gamen *Mitoyen* de l'avant-bras, principalement de deux plans de fibres fort
obliques, qui se croisent, & paroissent
se multiplier d'espace en espace. Ce ligament est percé pour l'ordinaire en haut
& en bas pour le passage des vaisseaux, &
il doit être regardé comme une cloison
qui sert d'appui à plusieurs muscles.

Le *Tibia* se trouve aussi joint par sa partie inférieure avec le *Peroné*, & l'un & l'autre le sont encore avec l'*Astragal*. Dans la
premiere de ces articulations , le *Tibia* reçoit dans une cavité de sa face externe
une portion de l'éminence du *Peroné*, laquelle répond à l'*Astragal* ; & dans l'arti-

culation de l'*aſtragal* avec le *péroné*, la portion reſtante de l'éminence de ce dernier, eſt reçûë dans la cavité de l'*aſtragal*, & il n'y a qu'une ſeule & même membrane *capſulaire* pour ces deux articulations. A l'égard des ligamens qui les fortifient, on en obſerve quatre pour l'articulation du *tibia* avec le *péroné*, & trois pour celle du *péroné* avec l'*aſtragal*; de ces quatre ligamens il y en a deux *antérieurs* & deux *poſtérieurs*; les uns & les autres viennent du *tibia* pour s'attacher au *péroné* ; les deux antérieurs s'uniſſent l'un à l'autre, & il en eſt de même des poſtérieurs : ces ligamens ſont beaucoup plus forts que ceux qui ſe trouvent dans l'articulation de la partie ſupérieure du *tibia* avec le péroné. Outre ces quatre ligamens, il y a encore pluſieurs fibres très-fortes qui joignent le *tibia* au péroné ; on voit ces fibres en écartant un peu ces deux os l'un de l'autre.

Quant aux ligamens qui attachent le péroné à l'*aſtragal*, on les diſtingue en antérieur, en moyen, & en poſtérieur; l'antérieur & le moyen viennent du bord inférieur & extérieur de la *malléole externe* ; l'antérieur ſe porte obliquement de dehors en dedans, pour ſe terminer au bord de l'*échancrure* de l'*aſtragal* ; le moyen, qui a le moins d'épaiſſeur, ſe termine à

G v

la face externe du *calcaneum* : le ligament postérieur est plus considérable lui seul que les deux autres ; il est attaché au bord inférieur & *interne* de la *malléole externe*, & se termine dans l'enfoncement inégal qui regne, tant en dehors qu'en arriere, le long de la partie inférieure de l'*astragal*.

L'articulation supérieure du *péroné* avec le *tibia*, est une *arthrodie* obscure, qui permet seulement au *péroné* de glisser tant soit peu en devant & en arriere. On prétend que ce mouvement est nécessaire, afin que le *péroné*, qui sert principalement à l'attache de plusieurs muscles du pied, prête un peu dans les efforts violens de ces muscles, sans quoi il eut été exposé à se rompre dans les grandes courses, lorsqu'on saute, ou que l'on marche chargé d'un grand fardeau. L'articulation du *péroné* avec la partie inférieure *du tibia*, paroît tenir de la *diarthrose* & de la *synarthrose* ; elle n'est presque pas mobile, n'étant que comme le point d'appui de la partie supérieure du *péroné* dans ses petits mouvemens.

Le pied est joint par le moyen de l'*astragal* au *tibia* ; cette articulation est un *ginglyme* parfait, qui ne permet au pied que les mouvemens de flexion & d'exten-sion ; elle se trouve fortifiée par les deux avances nommées *malléoles*, qui se joignent aux parties latérales de l'*astragal*, & dont l'interne est formée par le *tibia* même; & l'externe, qui est beaucoup plus considérable, & qui descend même plus bas, est formée par le *péroné* : ce sont ces deux avances qui empêchent l'*astragal* de se porter sur les côtés, ou si elles le lui permettent, ce n'est qu'aux dépens de leur fracture, de leur écartement, ou tout au moins d'une extension très-violente dans les ligamens qui affermissent cette articulation. C'est, si je ne me trompe, M. PE-TIT, célébre Chirurgien de Paris, qui a observé le premier, que les flexions laterales du pied, ou ses mouvemens d'*adduction* & d'*abduction*, ne dépendent nullement de l'articulation de l'*astragal* avec le *tibia*.

Les principaux ligamens de l'articulation de l'*astragal* avec la jambe, sont latéraux; les uns viennent de la *malléole externe*, & se terminent au *calcaneum* & à l'*astragal*, comme j'ai dit ci-dessus; les autres viennent de la *malléole interne* : ces derniers sont au nombre de trois, un *antérieur*, un *moyen*, & un *postérieur* ; ils ont tous leur principe au bord inférieur de la *malléole interne*, où ils se trouvent confondus. L'antérieur ne paroît formé que de quelques fibres, qui sont très-étroitement unies à la capsule de l'articulation; elles se terminent à la partie antérieure & supérieure de l'*astragal* : le moyen s'attache à la partie latérale interne de cet os , & le postérieur se termine aussi au même os, à côté du moyen , mais plus en arriere; ces deux derniers ligamens sont très-forts. Outre ces ligamens , on en découvre un autre assez considérable, que l'on nomme ligament *annulaire*; il est destiné principalement pour le passage des tendons extenseurs des *orteils* , & se trouve attaché à la partie antérieure & inférieure du *tibia* , du côté de la *malléole interne* , d'où passant obliquement sur l'*astragal* , il se partage en deux portions dont l'une va se terminer à la partie supérieure & antérieure du *calcaneum* , & l'autre va se rendre à la partie latérale interne du *scaphoïde*.

L'articulation de l'*astragal* avec le *calcaneum* , se fait par une éminence reçûë dans une cavité de l'*astragal*, & par deux petites faces; ce sont autant de petits genoux qui ne permettent que des mouvemens peu sensibles. L'articulation de l'*astragal* avec le *scaphoïde* est un genou plus parfait que les précédens; l'éminence & la cavité de cette articulation se trouvant plus considérable. Quant à l'articulation du *calcaneum* avec le *cuboïde*, elle ne se fait que par deux petites faces appliquées l'une contre l'autre; c'est encore une espéce de genou qui ne permet que de petits mouvemens.

C'est de l'articulation de l'*astragal* avec l'os *scaphoïde*, & de celle du *calcaneum* avec le *cuboïde*, que dépendent principalement les flexions latérales du *pied*, ou ses mouvemens d'*adduction* & d'*abduction*, pendant lesquels l'*astragal* reste immobile.

L'articulation des *cunéiformes* entr'eux, celle du troisiéme de ces os avec le *cuboïde*, celle de ces quatre os avec ceux du *métatarse*, & enfin celle des os du *métatarse* entr'eux, forment autant de petits genoux qui ne permettent que des mouvemens peu sensibles; c'est au moyen de ces articulations que l'on peut courber ou voûter le pied selon sa longueur, & tant soit peu selon sa largeur; ce dernier mouvement est plus aparent vers les têtes des os du *métatarse*, que vers leur base & vers les os du *tarse* qui sont dans le voisinage.

Tous ces mouvemens des os du *tarse* & du *métatarse* sont assez sensibles dans l'enfance; ils se perdent souvent bientôt après par la chaussure, principalement ceux des petits os du *tarse* & ceux du *métatarse*. La chaussure haute des femmes change tout-à-fait l'état naturel de ces os.

L'articulation des premieres phalanges des orteils avec les os du *métatarse*, est une *artrhrodie*, qui leur permet de se mouvoir en plusieurs sens. Celle des phalanges entr'elles, est une *charniere*, qui ne leur permet que la flexion & l'extension. Ces mouvemens sont très-libres dans l'état naturel, & ne se perdent ordinairement que par la maniere de se chausser, qui est souvent la cause que les phalanges des petits orteils se soudent tout-à-fait.

Je passe à l'examen des ligamens qui attachent les unes aux autres les differentes piéces qui composent le pied. Outre les ligamens qui joignent l'*astragal* aux deux os de la jambe, on en trouve d'autres qui le lient avec le *calcaneum* & le *scaphoïde*. Il y en a cinq principaux qui l'attachent au *calcaneum*; le premier vient de la face externe ce cet os, & va se perdre dans l'angle qui termine inférieurement la face externe de l'*astragal*, laquelle répond au *péroné* : on en remarque ensuite trois autres dans l'échancrure de l'*astragal*, qui attachent cet os aux endroits du *calcaneum* qui répondent à cette échancrure : on en découvre enfin un cinquiéme, qui a son principe à l'éminence qui est au haut de la face interne du *calcaneum*; & il va se terminer intérieurement au bord de la face inférieure de l'*astragal*. On observe sur la membrane capsulaire, des fibres ligamenteuses dans les endroits, où elle n'est point couverte par les ligamens dont je viens de parler.

Les ligamens qui attachent l'*astragal* au *scaphoïde*, ne sont point distingués entr'eux. On voit seulement plusieurs fibres ligamenteuses assez fortes, qui naissent de presque toute la circonférence de l'éminence antérieure de l'*astragal*, & vont se terminer au *scaphoïde*, en couvrant la membrane capsulaire. On trouve enfin un ligament assez fort, qui vient de la partie supérieure & moyenne du *calcaneum*, & se termine à la partie inférieure & moyenne de l'*astragal*.

Le *calcaneum* est joint à l'os *scaphoïde* & au *cuboïde* par plusieurs ligamens dont le plus considérable se voit le long de sa partie inférieure & externe, où il a son principe près de sa *tuberosité*, & va se terminer au *cuboïde*; quelques fibres même de ce ligament s'avancent jusqu'aux os du *métatarse*. On découvre deux autres ligamens qui attachent le *calcaneum* à l'os *cuboïde*: ils viennent de son éminence antérieure; sçavoir, l'un de son bord supérieur, & l'autre de l'inférieur, & vont se terminer au *cuboïde*. A l'égard des ligamens qui attachent le *calcaneum* au *scaphoïde*, on en trouve deux principaux, dont l'un vient du bord supérieur de l'avance antérieure de cet os, & l'autre naît de l'intervalle qui se remarque entre les deux petites faces qui sont dans sa partie supérieure & antérieure, ces deux ligamens vont se rendre au *scaphoïde*; sçavoir, l'un dans sa partie latérale externe, & l'autre au bas de sa partie latérale interne. On doit ajouter que le *calcaneum* est joint au *scaphoïde* par une portion de ce ligament considérable, que j'ai dit regner le long de sa partie inférieure, & aller se rendre au *cuboïde*.

Le *scaphoïde* est attaché à l'*astragal* & au *calcaneum* par les ligamens que je viens de décrire; on en compte outre cela plusieurs qui le joignent au *cuboïde* & aux trois *cunéiformes*; le premier vient de la partie supérieure & externe du *scaphoïde*, & se termine sur la face supérieure du cuboïde; le second naît de la partie externe & interne du *scaphoïde*, & va se perdre dans l'angle postérieur du cuboïde. Les ligamens qui attachent le *scaphoïde* aux trois *cunéiformes*, sont au nombre de quatre; il y en a deux qui viennent de la tubérosité du scaphoïde, & vont se terminer au premier cunéïforme; les deux autres viennent de la partie supérieure du scaphoïde, & vont se perdre sur la surface supérieure du second & du troisiéme cunéïforme.

Le *cuboïde*, outre les ligamens qui l'at-

tachent au *calcaneum* & au *ſcaphoïde*, en
a d'autres qui l'attachent tant par en haut
que par en bas, au troiſiéme os *cunéiforme*,
& aux deux derniers du *métatarſe*. Les ligamens ſupérieurs ſont fort applatis ; on en
peut compter juſqu'à quatre, qui vont
d'un os à un autre, c'eſt-à-dire, que les
uns vont du dernier *cunéiforme* au *cuboïde*,
& les autres du *cuboïde* aux os du *métatarſe*. Les ligamens inférieurs ſont très-
courts ; ils ſont en même nombre que les
premiers, & vont auſſi d'un os à un autre : le *cuboïde* paroît auſſi avoir liaiſon
avec le troiſiéme os du *métatarſe*.

Les trois *cunéiformes* ſont attachés au
ſcaphoïde & au cuboïde par les ligamens
ſuſdits. Ils ſont joints enſemble dans leur
partie ſupérieure par des plans ligamenteux particuliers, qui vont plus ou moins
tranſverſalement d'un os à un autre, étant
unis à un plan ligamenteux commun, qui
les couvre tous, & qui s'étend même ſur
le cuboïde ; ces os ſont unis enſemble dans
leur partie inférieure par des ligamens plus
épais & plus forts ; ils ſont encore joints par
leur partie ſupérieure & par l'inférieure,
avec les quatre premiers os du *métatarſe* par
pluſieurs ligamens. Ceux de la partie ſupérieure ne ſont que des plans ou bandes
ligamenteuſes très-courtes, qui vont de
la partie antérieure de ſes os ſe rendre à la

poſtérieure des quatre derniers du *métatarſe*. Les ligamens de la partie inférieure
ſont plus forts , & n'ont guéres plus de
longueur que les premiers ; il faut pourtant en excepter une bande ligamenteuſe
qui vient du troiſiéme cunéiforme, & va
ſe rendre à la partie poſtérieure du cinquiéme os du *métatarſe* à l'extrêmité de
ſon apophyſe. Cette bande ligamenteuſe
communique avec ce ligament conſidérable que j'ai dit s'étendre le long de la
partie externe & inférieure du *calcaneum*.

Les os du *métatarſe*, outre les ligamens
qui les joignent aux cunéiformes & au cuboïde , en ont de particuliers qui les attachent les uns aux autres ; on peut diftinguer ces ligamens en ceux qui joignent
ces os par leur baſe , & en ceux qui les
attachent par leur tête. Les ligamens qui
les attachent par leur baſe , ſont ſupérieurs
& inférieurs ; les uns & les autres ſont forts
courts, ne s'étendant que de l'un à l'autre de ces os ; les ſupérieurs ſont applatis,
les inférieurs ſont plus forts, & s'inſinuent
pour la plûpart dans l'interſtice de ces os
pour les joindre avec plus de fermeté. Les
ligamens qui attachent les os du *métatarſe* par leur tête , ſont auſſi ſupérieurs &
inférieurs ; les uns & les autres ſont très-
courts, & ne s'étendent que d'un os à un
autre ; les inférieurs ont cela de particu-

...lier, qu'ils s'avancent plus entre les têtes, & les tiennent un peu écartées : ces
ligamens se trouvent fortifiés par leur
union avec les bandes tendineuses de l'a-
poneurose qui couvre la plante du pied, &
dont je parlerai dans la *Myologie*.

Les premieres *phalanges* des orteils
sont attachées aux têtes des os du *métatarse* par une espéce de ligament orbiculaire, tel que celui qui se trouve dans toutes les autres articulations par *genou* : on
observe qu'aux quatre orteils qui suivent
le pouce, la partie inférieure de ces ligamens est plus épaisse, & se trouve même
comme incrustée d'une substance cartilagineuse, qui est attachée à la base de la phalange, & s'avance sous la tête de l'os voisin du *métatarse* ; elle s'endurcit avec l'âge.

L'articulation de la premiere phalange
des orteils avec les os du *métatarse*, se
trouve fortifiée par les tendons des mufcles *interosseux*. À l'égard de celle des autres phalanges, comme c'est un *ginglyme*
parfait, au lieu d'un ligament orbiculaire,
il s'en trouve deux latéraux, qui sont étroitement attachés à la capfule de l'article ;
car on doit observer que la membrane capfulaire ne differe point dans les piéces of-
feufes qui compofent le pied, de celle que
j'ai dit se rencontrer dans la jonction des
os de la main ; elle naît, dans chacune de

ces piéces, des bords de la cavité qui reçoit, & elle se termine à la circonférence
de l'éminence qui est reçûë.

DES OS SESAMOÏDES.

On trouve dans les sujets adultes, aux
articulations des doigts de la main , & à
celles des doigts du pied, de petits os
qu'on a nommés *séfamoïdes*, par le rapport
qu'ils ont avec les grains de séfame. Leur
volume n'est point le même par tout, étant
plus gros en certains endroits qu'en d'autres. Leur situation la plus ordinaire dans
la main, est à la partie postérieure & inférieure de la premiere phalange du pouce,
sur laquelle ils glissent pendant la flexion
de ce doigt, & à la partie interne & inférieure des os du *métacarpe*. Quant à ceux
qui se rencontrent au pied, ils sont le plus
souvent situés à la partie antérieure & inférieure des os du *métatarse*. Tous ces os
sont attachés aux ligamens. Ils sont cartilagineux dans la jeunesse ; delà vient qu'-
on ne les trouve que dans les sujets d'un
âge un peu avancé. Lorsqu'il se rencontre deux os *séfamoïdes* dans une même
articulation, comme il se voit à celle de
la premiere phalange du pouce avec la seconde, & à celle du premier os du *métatarse* avec la premiere phalange du gros orteil,
ils sont attachés l'un à l'autre par un li-

gament très-court, & la goutiere qu'ils laissent entr'eux, est pour le passage du tendon fléchisseur du gros orteil ; mais lorsqu'il ne s'en trouve qu'un, il est placé au milieu, & le tendon passe immédiatement dessus. Il se trouve quelquefois d'autres os *séfamoïdes*, outre ceux que je viens d'indiquer ; sçavoir, un sur le *condyle* externe du *fémur*, un autre sur le *condyle* interne, & un autre dans la main à la partie inférieure & externe de l'os *métacarpe* qui soutient le doigt indice, sous le tendon du muscle adducteur de ce doigt ; & enfin un au pied dans la sinuosité du *cuboïde* sous le tendon du muscle *péronier* postérieur. L'usage des os *séfamoïdes* regarde principalement les tendons des muscles, dont ils augmentent la force, & facilitent le jeu, à peu près de même que la rotule le fait à l'égard des extenseurs de la jambe.

Du Squeléte du Fœtus.

JE n'examinerai point ici les divers changemens qui arrivent aux os du Fœtus depuis le premier mois de sa formation jusqu'au neuviéme, & comment de membraneux qu'ils sont dans les premiers tems, ils deviennent ensuite cartilagineux *, &

---

* Voyez là-dessus KERCKRING, *Osteogen. Fœtuum.*

acquierent enfin la consistence qu'ils ont au terme de neuf mois ; je me contenterai de dire un mot de l'état où ils se trouvent pour lors.

Il y a deux observations principales à faire touchant le Squeléte du fœtus à terme. 1°. Les os qui ont part à la composition des organes des sens, ou qui sont destinés à leur conservation, sont les premiers perfectiennés, comme les lames osseuses & spongieuses de l'os ethmoïde, les osselets des oreilles, & les os qui forment les orbites. 2°. Presque tous les os du fœtus sont composés de plusieurs piéces unies entr'elles par des cartilages très-flexibles, quoiqu'assez épais ; c'est ce qu'on remarque dans l'os *sacrum*, le *sternum*, & même dans les vertebres, qui sont chacune composées de trois piéces & dans l'os occipital qui est formé de quatre. Ou bien cette union se fait par des membranes, comme on l'observe dans les deux piéces qui composent le coronal. Il est aussi à remarquer que les os du crâne ne sont unis entr'eux que par des membranes, qui ont même assez d'étenduë, principalement à l'endroit de la fontanelle ; enfin, que tous les grands os se trouvent cartilagineux aux endroits de leurs articulations, & que les petits, tels que ceux du carpe, du tarse, le coccyx, & la rotule sont entierement cartilagineux. On conçoit aisément que toutes ces particularités du Squeléte du fœtus sont très-avantageuses pour la facilité de l'accouchement.

Quelque incertain que soit le jugement que l'on peut porter sur l'âge du fœtus venu avant le terme en differens tems de la grossesse, cependant quelques-uns prétendent qu'on peut le connoître par la longueur de son corps, prise depuis le sommet de la tête jusqu'à la plante des pieds, & d'autres par son poids. Suivant l'opinion des premiers, le fœtus de trois semaines a environ sept lignes. Celui d'un mois a treize lignes & demi. Celui de six semaines a un pouce & sept lignes. Celui de deux mois a deux pouces & une ligne. Celui de trois mois a deux pouces & dix lignes & demie. Celui de quatre mois a cinq pouces & demie. Celui de cinq mois a huit pouces. Celui de six mois a huit pouces & dix lignes. Celui de sept mois a neuf pouces & neuf lignes. Celui de huit mois a un pied moins une ligne. Celui de neuf mois, ou à terme, a treize pouces & huit lignes & demie.

Parmi ceux qui prétendent juger de l'âge du fœtus par le poids de son corps, je ne connois que MAURICEAU qui ait écrit sur cette matiere. * Il dit que si l'on consi-

---

* Voyez cet Auteur dans son traité des Accouchemens, Tom. I. Chap. V.

dére toutes les proportions du corps d'un fort enfant du terme de neuf mois complets, par rapport à la proportion d'un *fœtus* qui n'eſt que de trois mois, on trouvera que celui de neuf mois péſe ordinairement environ douze livres de ſeize onces chacune ; il ajoûte en avoir vû peſer juſqu'à quatorze livres. Mais le *fœtus* de trois mois ne péſera au plus que trois onces; c'eſt-à-dire, qu'il péſera ſoixante-quatre fois moins qu'un enfant de neuf mois, qui péſe douze livres. Or, comme le terme de trois mois n'eſt que le tiers de celui de neuf, & que celui d'un mois eſt auſſi le tiers de celui de trois, on trouvera pareillement que la proportion du corps des *fœtus* de ces deux termes prématurés, répondant à cette premiere démonſtration, le *fœtus* d'un mois ne péſera pas une demi-drachme ; c'eſt-à-dire, qu'il péſera encore ſoixante-quatre fois moins que ne péſe un *fœtus* de trois mois. Et comme le terme de dix jours n'eſt auſſi que le tiers de celui d'un mois, un *fœtus* de dix jours ne doit péſer qu'un demi-grain, ou environ. Il ajoute que ces differentes obſervations ſont autant de faits que l'expérience a vérifiés nombre de fois.

SECON-

SECONDE PARTIE

DE LA SARCOLOGIE.

SECTION I.

De la Myologie.

CHAPITRE PREMIER.

Des Muscles en général.

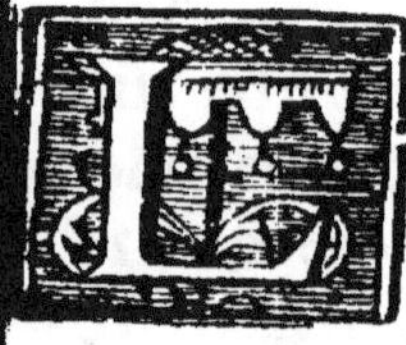A Partie de l'*Anatomie* qui trai-te des Muscles, est apellée *Myo-logie*, de deux mots Grecs, qui signifient en notre langue, Dis-cours des Muscles.

Le *Muscle* est un organe destiné pour l'éxécution de tous les mouvemens du corps. Il est composé principalement de plusieurs fibres particuliéres appellées *Motrices* ou *Mouvantes*, dont une portion est charnuë & l'autre tendineuse. Ces fi-

Tom. I.   A

bres font arrangées par faifceaux, ou paquets, fitués à côté & le long les uns des autres: ces faifceaux fe trouvent renfermés dans autant de gaines particuliéres qui fe joignent entr'elles ; ces gaines, qui font membraneufes & cellulaires , femblent être la continuation de la membrane qui recouvre chaque mufcle en particulier.

Les extrémités capillaires des artéres & des veines qui fe diftribuent au mufcle, font par leurs ramifications nombreufes , des réfeaux merveilleux fur la fubftance charnuë des fibres *motrices* ; & les nerfs, par leurs divifions les plus déliées , femblent attacher ces fibres les unes aux autres.

On confidére pour l'ordinaire dans prefque tous les mufcles leur corps & leurs extrémités : Le corps du mufcle, qui eft fa portion charnuë, occupe le milieu dans la plûpart ; on le nomme affez communément le ventre du mufcle : Ses extrémités font dites *tendons & aponevrofes* ; on les appelle *tendons*, lorfque les fibres qui les compofent fe trouvent raffemblées en maniére de cordon, & on leur donne le nom d'*aponevrofes* lorfque ces mêmes fibres, au lieu d'être raffemblées en cordon, s'épanouiffent en membrane.

L'arrangement des fibres *motrices* n'eft pas le même dans tous les mufcles ; il s'en

trouve où leur portion charnuë & les tendineuses décrivent une même ligne ; tels
sont les muscles du bas-ventre , nommés
obliques, les *transverses*, &c. D'autres où
les portions tendineuses font des angles
opposés avec la portion charnuë, tels sont
les deux *muscles jumeaux* extenseurs du
pied, &c. Il en est dont les fibres motrices
sont arrangées en maniére de rayons, comme il se voit aux muscles de la machoire,
nommés *crotaphites*, &c. On en trouve
aussi dont les fibres font des contours en-
tiers , de sorte que leurs extrémités se
rencontrent & s'unissent ; tels sont l'*orbiculaire* des paupieres , le *sphincter* de
l'Anus, &c.

On a divisé les muscles, par rapport à
l'arrangement de leurs fibres motrices,
en simples & en composés. On a nommé
muscles simples , ceux dans la composition desquels on ne trouve qu'un seul ordre de fibres , & on a donné le nom de
muscles composés à ceux dans lesquels se
trouvent deux ordres de fibres , ou même plusieurs.

On doit distinguer deux sortes de muscles simples ; les uns dont les fibres charnuës suivent la longueur du corps du muscle qu'elles composent, en s'avançant jusqu'aux tendons , ou aponevroses qui se

trouvent aux extrémités du muscle; tels font les muscles du bas-ventre, nommés droits, les transverses, &c.

Les autres muscles simples n'ont pas leurs fibres charnuës dirigées selon la longueur du corps du muscle, d'autant qu'elles se portent obliquement d'un côté à l'autre du muscle, pour se perdre dans deux expensions aponevrotiques qui regnent dans toute sa longueur, & qui se terminent aux tendons du muscle ; tels font les fléchisseurs de la jambe, nommés *demi-nerveux*, & *demi-membraneux*, &c.

A l'égard des muscles composés, on doit aussi en distinguer de deux fortes. Les premiers ne montrent dans leur composition que deux ordres, ou arrangemens de fibres charnuës obliques, & très-courtes, qui s'attachent d'une part à une expension aponevrotique fournie par un des tendons du muscle, & par l'autre au tendon opposé, qui s'avançant dans la substance du muscle, & se continuant le long du milieu de son corps, en sépare les deux ordres, ou arrangemens des fibres charnuës, à peu près de même que l'on voit aux plumes des Oiseaux, les filets de chaque barbe attachés à la tige qui les sépare ; d'où vient qu'on a nommé ces fortes de muscles *muscles penniformes*, du mot Latin *penna*, qui signifie plume.

Quant aux autres muscles composés, ils méritent ce nom de composés à juste titre ; car on voit dans leur substance plusieurs ordres, ou arrangemens de fibres charnuës, qui constituent autant de muscles simples, ce qui donne à ces muscles une force très-grande ; tel est le muscle *deltoïde*, &c. *

Quelques-uns ont encore divisé les muscles en pleins & en creux. Ils ont nommé muscles pleins ceux qui dans leur substance ne montrent aucune cavité sensible, & qui sont destinés pour mouvoir les os, ou quelque organe particulier ; tels sont les muscles des yeux, de la langue, ceux des bras, des jambes, &c. & ils ont donné le nom de muscles creux à ceux dont les fibres sont arrangés de maniére qu'elles forment une cavité pour loger les substances, soit molles, soit fluides, qui doivent recevoir quelque agitation de la part du muscle. Ils comptent parmi ceux-ci, le *cœur*, l'*estomach*, les *intestins*, la *vessie*, &c. Il y a des Auteurs qui refusent à ces derniers le nom de muscles, se contentant de les nommer *parties musculeuses*.

Les muscles ont outre cela reçu divers noms en particulier. 1°. A raison de leur

* Voyez Stenon Specim. Myol.

A iij

volume on les a appellés *vaftes*, *grêles*, *grands*, *petits*, &c. 2°. A raifon de leur figure on les a nommés *trapèzes*, *rhomboïdes*, *fcalènes*, &c. 3°. A raifon de leur attache on leur a donné les noms de *fterno-cleido - Maftoïdiens*, de *genio - gloffes*, &c. 4°. Eu égard à la direction de leurs fibres, ils ont reçu les noms d'*obliques*, de *tranfverfes*, &c. 5°. Par rapport à leur fituation, on les a appellés *frontaux*, *occipitaux*, &c. Enfin, par rapport à leur fonction, les uns font dits *releveurs*, *abbaiffeurs*, & les autres *adducteurs*, *abducteurs*, &c. Quant à ces derniers, il eft à propos de remarquer, que la fonction de ces mufcles n'eft point bornée aux fimples ufages que ces noms expriment, ces mufcles pouvant en avoir plufieurs autres, eu égard à leurs attaches différentes, & aux changemens d'attitude du corps.

Les mufcles pleins font attachés à deux endroits différens, dont l'un eft entraîné par l'action du mufcle, & l'autre refte en repos pendant cette même action. On défigne affez communément ces deux endroits par les termes d'attache fixe, & d'attache mobile; mais il faut remarquer que l'attache fixe ne refte toujours la même, qu'à l'égard des mufcles, qui d'une part font attachés aux os, & de l'autre

aux parties molles ; tels que font les mufcles des yeux, ceux de la langue, &c.
car à l'égard de prefque tous les autres
mufcles qui font attachés aux os par les
deux extrémités, celle de leurs attaches,
qui dans une certaine fituation, fe trou-
voit fixe, devient l'attache mobile dans
une attitude contraire. On doit donc
concevoir que les ufages de la plûpart des
mufcles ne font point bornés à ceux qu'on
leur donne affez communément : Par
exemple, les mufcles que l'on croit ne
fervir qu'à mouvoir le bras fur l'omoplate, peuvent dans certains cas mouvoir l'omoplate fur le bras, &c.

Le mufcle eft capable de deux mouvemens, l'un d'extenfion ou d'allongement, & l'autre de contraction, ou de
racourciffement. C'eft principalement
dans ce dernier mouvement que le mufcle agit, fes extrémités tendant pour lors
à fe rapprocher, entraînent les parties
folides aufquelles elles fe trouvent attachées, fi elles font également mobiles ;
ou à approcher feulement la partie mobile vers celle qui l'eft moins, ou qui refte fixe pendant cette action. Si c'eft un
mufcle creux, il comprime par fa contraction les fubftances, foit molles, foit
fluides, contenuës dans fa cavité.

A iv

L'extenſion du muſcle n'eſt regardée de preſque tous les Anatomiſtes que comme un mouvement purement paſſif, & je ne ſçais que M. *Winſlow*, * qui fondé ſur des obſervations particuliéres, ait avancé que l'action des muſcles en général ne conſiſte pas moins dans le relâchement déterminé des fibres motrices, que dans le racourciſſement auſſi déterminé de ces mêmes fibres, ſoit que cette action ſe faſſe peu à peu, ſoit qu'elle ſe faſſe tout à coup.

Cet Auteur appuye ſon ſentiment ſur pluſieurs obſervations, parmi leſquelles je choiſis celle qui concerne la flexion de la tête. On attribuë aſſez communément ce mouvement de la tête, dans quelqu'attitude qu'elle ſe trouve, à la contraction de pluſieurs muſcles, dont les principaux, nommés *ſterno - maſtoïdiens*, ſe trouvent attachés par en bas au *ſternum*, & aux *clavicules*, & s'avançant de chaque côté vers la tête, ſe terminent aux apophyſes *maſtoïdes*. Ce célébre Anatomiſte fait voir que ces muſcles n'agiſſent que lorſqu'étant debout ou aſſis, & ayant la tête plus ou moins penchée en arriére, on veut la porter en devant ; ce qu'il prouve par l'état de fermeté où ſe trouvent alors ces muſcles. Mais ſi étant debout, & ayant

* Voyez Mem. de l'Académie Royale, 1720.

la tête droite, on veut la porter en devant, ce mouvement ne dépend nullement de ces muscles, mais plutôt du poids
de la tête; & les muscles extenseurs pour
lors, en s'allongeant plus ou moins, selon
la volonté, modèrent ce mouvement; car
sans le secours de ces muscles, la tête
tomberoit naturellement en devant, comme on le voit arriver à ceux qui étant assis
dorment, ou se trouvent mal. L'état de
mollesse, où sont les *sterno - mastoïdiens*
dans cette attitude, prouve bien qu'ils
n'agissent point. On voit, par ce que je
viens de dire, qu'il y a des mouvemens
ausquels les muscles que l'on pense communément les produire, n'ont aucune
part, & qui dépendent uniquement du
relâchement déterminé des muscles du
côté opposé.

Il y a des muscles dont les mouvemens
sont purement méchaniques, ou involon-
taires; c'est-à-dire, dépendans de la seule
disposition de la machine, sans que la volonté y ait aucune part; tels sont le *cœur*,
l'*estomach*, les *intestins*, &c. leur contraction & leur extension se continuant sans
interruption, en se succédant l'une à
l'autre.

Il y a d'autres muscles, qui quoique
disposés au mouvement par la constitu-

tion naturelle du corps, ont befoin néanmoins de la volonté pour fe mouvoir; tels font les mufcles des extrémités, tant fupérieures qu'inférieures, &c. dont les mouvemens font volontaires.

Enfin, il y a une troifiéme forte de mufcles, dont les mouvemens fe continuent toujours, mais que la volonté peut augmenter, ou diminuer, & même interrompre pour quelques momens. Tels font les mufcles de la refpiration, que les Anciens ont dit avoir un mouvement mixte, & que l'on peut regarder comme un mouvement purement méchanique, lorfqu'on refpire fans y faire attention, & comme mouvement volontaire lorfqu'on augmente, qu'on diminuë, ou que l'on fupprime la refpiration felon fa volonté.

Prefque tous les mufcles font fecondés par d'autres qui ont la même fonction, & que l'on nomme *congénéres*, pour les diftinguer d'une autre forte de mufcles, que l'on appelle *antagoniftes*, parce qu'ils font deftinés à des actions contraires; les fléchifleurs, par exemple, d'un membre, ont pour antagoniftes les extenfeurs. Tous les mufcles, même ceux qui font impairs, ont des antagoniftes. Le *cœur* a pour antagoniftes fes oreillettes. Le *fphincter* de l'*anus* a pour antagoniftes, non - feule-

ment la tunique charnuë des inteſtins,
mais encore les muſcles du bas-ventre &
le Diaphragme.

Les muſcles *congénéres* & les *antago-
niſtes* agiſſans en même tems, rendent la
partie roide & immobile; l'action de ces
muſcles, dans cet état de ſuſpenſion, eſt
connuë ſous le nom de mouvement *tonique*, & on a donné le nom de mouvement
combiné, ou de *circumduction*, à celui qui
dépend de l'action ſucceſſive de tous les
muſcles d'une partie ; tel eſt le mouvement de la main ou du bras quand on
tourne une manivelle, &c.

Il eſt à remarquer que ce n'eſt pas ſeulement dans le mouvement *tonique* que tous
les muſcles d'une partie agiſſent en même tems. Ces mêmes muſcles agiſſent auſſi enſemble ; mais plus ou moins, pour
mettre la partie dans une ſituation déterminée : Par exemple, pour lever le bras,
tous les muſcles qui peuvent le mouvoir
en divers ſens, coopérent à ce mouvement ; les uns conduiſent le bras en haut,
& ce ſont ſes muſcles *releveurs* ; les autres modérent ce mouvement, en le con-
trebalançant à l'oppoſite; c'eſt ce que font
les *abbaiſſeurs* : Les autres enfin, ſitués de
chaque côté, dirigent ce mouvement, &
c'eſt ce que font les *adducteurs* & les *ab-*

A vj

ducteurs du bras. J'ai dit que ces muscles agiſſoient plus ou moins, parce qu'il eſt à croire que dans le cas ſuppoſé, les *releveurs* du bras ſont dans un dégré d'action plus conſidérable que celui où ſe trouvent les *abbaiſſeurs*, &c.

Les différentes ſituations du corps, ſoit celle d'être debout, ſoit celle d'être aſſis, que l'on exprime par ces termes de *ſtation* & de *ſeſſion*, fourniſſent auſſi des exemples de cette coopération des muſcles; elle ſe remarque encore dans l'action du marcher, connuë ſous le nom de *progreſſion*, &c.

C'eſt principalement de la portion charnuë du muſcle que dépend ſa *contraction*, ou ſon racourciſſement, pendant lequel cette portion paroît plus gonflée & plus dure, que dans l'état d'inaction; ce que l'on découvre aiſément ſur les *crotaphites* & les *maſſeters*, muſcles de la mâchoire inférieure, &c. quand on les fait agir; & ſi on jette les yeux ſur cette portion charnuë miſe à découvert ſur un animal vivant, on s'appercevra que les fibres qui la compoſent, ſe froncent & ſe pliſſent d'un bout à l'autre en maniere de zigzacs très-fins pendant la contraction du muſcle.

Les tendons ne prêtant que très-peu, ne doivent être conſiderés que comme autant d'allonges nécessaires pour l'attache des muscles aux endroits éloignés ; aussi remarque-t-on que la portion charnuë se rencontre dans tous les muscles, au lieu que leurs portions tendineuses se trouvent dans quelques-uns si petites, qu'elles paroissent y manquer.

Quant à la cause immédiate de l'action des muscles, on a imaginé différentes hypothéses pour l'expliquer ; on a eu recours pour cela au sang, à l'air, aux esprits, qu'on a supposés agir dans ces organes, soit par simple *effusion*, soit par *fermentation*, par *explosion*, par *effervescence*, &c. Mais tout ingénieuses que soient ces différentes hypothéses, elles ne se réduisent qu'à de pures vraisemblances, qui loin de porter avec elles une entiere conviction, font naître de nouveaux doutes, dont elles ne fournissent point d'éclaircissement ; en effet, il paroît qu'on n'a pû encore dans aucune de ces opinions expliquer quelques Phénoménes proposés par M. *Winslow*, concernant le mouvement des muscles, tels que sont la détermination de ce mouvement, sa durée déterminée, & l'augmentation, ou diminution déterminée de cette durée ; enfin la promptitude ou vîtesse avec laquelle quelques-unes de ces déterminations changent.

Il y a lieu de croire que la difficulté qui
se trouve à expliquer le mouvement muf-
culaire d'une maniere fatisfaifante, vient
principalement de l'ignorance où l'on eft
fur la ftructure intime de la fibre *motri-
ce*, que l'on a fuppofée, *fpongieufe*, *vefi-
culaire*, *torfe*, *élaftique*, &c.

La force des mufcles dépend principalement de deux chofes. 1°. Du grand
nombre des fibres charnuës qui entrent
dans leur compofition. 2°. De la diftance
plus ou moins grande qui fe trouve entre leur attache à la partie qu'ils doivent
mouvoir, & l'articulation fur laquelle
cette partie fe meut ; ce qui donne lieu
de diftinguer dans chaque mufcle deux
fortes de forces, l'une abfoluë, & l'autre
relative.

La force abfoluë du Mufcle eft celle
qu'il tire feulement de fa compofition ;
& la force relative eft celle qui lui vient
de la difpofition particuliere de fon attache à la partie qu'il doit mouvoir.

Pour mieux concevoir ce que je viens
de dire, il faut fçavoir que les mufcles
qui font uniquement attachés aux os, y
agiffent comme autant de puiffances fur
des leviers.

On entend communément par ce terme de levier un corps long, plus ou moins

inflexible, comme un barre de fer, un bâton, &c. que l'on employe pour remuer ou soûlever des fardeaux dont la réſiſtance ſeroit trop grande, & quelquefois invincible ſans ce ſecours.

On conſidere trois choſes dans un levier mis en œuvre: ſçavoir, la puiſſance, l'appui & la réſiſtance, ou le fardeau.

La puiſſance eſt la force qu'on applique au levier. L'appui eſt le point immobile ſur lequel une des extrémités du levier, ou toutes les deux ſe meuvent. Le fardeau, ou la réſiſtance, c'eſt le corps que l'on veut élever, ou à qui l'on veut donner quelqu'autre mouvement.

Il eſt à remarquer que la puiſſance, l'appui & la réſiſtance peuvent avoir trois diſpoſitions différentes ; ce qui a donné lieu d'établir trois ſortes de leviers.

On a nommé levier de la premiere eſpéce, celui où la puiſſance ſe trouve à une de ſes extrémités, la réſiſtance à l'autre, & l'appui entre-deux. Les Paveurs nous fourniſſent l'idée de cette eſpéce. La main appuyée ſur l'extrémité la plus éloignée du levier qu'ils employent pour ſoûlever un pavé, eſt la puiſſance ; le pavé ſous lequel ils inſinuent l'extrémité oppoſée, eſt la réſiſtance, ou le fardeau ; & le pavé voiſin ſur lequel ſe meut le levier, eſt l'appui.

Les cizeaux , les tenaillés , &c. font auffi des leviers de cette efpéce ; mais il fe trouve dans chacun de ces inftrumens deux leviers dont l'appui commun eft le clou qui les joint enfemble.

Le levier de la feconde efpéce eft celui qui a fon appui à une de fes extrémités , la puiffance à l'autre , & la réfiftance entre-deux. On rapporte à cette efpéce de levier , le tranche - pain des Boulangers , dont l'appui fe trouve à l'extrémité qui eft fixe & attachée ; la puiffance , ou la main appliquée fur le tranche-pain , à l'extrémité oppofée ; & la réfiftance , ou le pain que l'on veut couper, entre deux.

Le levier de la troifiéme efpéce eft celui qui a fon appui à une de fes extrémités ; la réfiftance à l'autre , & la puiffance entre-deux. Les Chaudronniers nous fourniffent l'idée de ce levier , lorfque pour ratiffer une piéce de cuivre, ils mettent l'extrémité du manche de leur racloire fur l'épaule , & l'empoignant enfuite dans fon milieu, ils font agir l'extrémité oppofée fur la piéce qu'ils préparent. L'épaule fur laquelle pofe l'extrémité du manche de cet inftrument, eft l'appui ; la réfiftance eft à l'autre extrémité qui racle ; enfin la puiffance c'eft la main appliquée entre-deux.

La main eſt diſpoſée ſur cet inſtrument comme les muſcles par rapport aux os dans la plûpart de nos membres, & c'eſt cette derniere eſpéce de levier qui s'y remarque; car prenant la jambe pour exemple, le *tibia* qui en eſt le principal os eſt le levier, & je dis que ſon articulation avec le *fémur* doit être conſidérée comme l'appui, ou le point fixe du levier. Le lieu de l'attache des muſcles au *tibia*, ſoit extenſeurs, ſoit fléchiſſeurs de la jambe, au-deſſous, & à quelque diſtance de cette articulation, doit être regardé comme l'endroit où la puiſſance agit, & tout le reſte du *tibia* qui eſt au-delà de l'attache de ces muſcles, comme la réſiſtance, ou le fardeau, qui doit être mû.

C'eſt un principe reçu que la puiſſance, ou la force appliquée au levier devient d'autant plus conſidérable qu'elle eſt plus éloignée de l'appui; par conſéquent la force du muſcle eſt plus ou moins grande, ſelon que ſon attache ſe trouve plus ou moins éloignée de l'articulation ſur laquelle la partie ſe meut. On ne doit donc point s'étonner ſi dans les endroits du corps, où les muſcles ont beſoin de beaucoup de force, par rapport aux fonctions que la partie doit exécuter, ils ſont non-ſeulement compoſés d'un grand nombre

de paquets de fibres charnuës, mais ont
encore leur attache éloignée de l'articulation fur laquelle la partie fe meut : C'eft
ce que l'on remarque à l'égard du mufcle
deltoïde, releveur du bras, du *grand feffier*, extenfeur de la cuiffe, &c.

Les *crotaphites* & les *maffeters*, mufcles releveurs de la mâchoire inférieure,
fourniffent auffi des exemples de ce que
je viens d'avancer. Leur compofition, &
plus encore l'éloignement de leur attache, par rapport à l'articulation de la mâchoire, nous mettent en état de brifer
par le fecours des dents des corps très-
durs, comme des noyaux, &c. Sur-tout f
nous avons la précaution de placer fou
les dernieres dents molaires les corps qu
nous voulons écrafer, felon ce principe cer
tain, que la puiffance augmente à pro
portion que la réfiftance fe trouve plu
près de l'appui. Les cizeaux dont l'ufag
eft fi fréquent, nous fourniffent l'applica
tion de ce principe ; car perfonne n'igno
re que pour couper plus facilement u
carton, ou autre corps femblable, il fau
l'approcher le plus qu'il eft poffible d
clou, qui joint les deux branches des c
zeaux, c'eft-à-dire, de l'appui.

Mais fi la plûpart de nos membres fou
niffent des exemples de la troifiéme efpé

de levier, comme j'ai dit ci - deſſus, le pied dans ſes mouvemens en fournit auſſi des deux premieres. Si la jambe ſuppoſée en repos, il ſe trouve ſous le bout du pied un corps qui réſiſte, & que l'on faſſe effort pour vaincre cette réſiſtance, ce ſera un exemple du levier de la premiere eſpéce dont on ſçait que l'appui ſe trouve entre la puiſſance & la réſiſtance. Car pour lors le pied étant ſuppoſé un levier, la puiſſance, ou l'attache des muſcles qui agiſſent, eſt à une de ſes extrémités, puiſqu'elle eſt au *calcaneum*, ou l'os du talon, la réſiſtance à l'autre, c'eſt-à-dire, au bout du pied, & l'appui ou ſon articulation avec la jambe, eſt entre-deux.

Le levier de la ſeconde eſpéce, où la puiſſance ſe trouve à une de ſes extrémités, l'appui à l'autre, & le fardeau entre-deux, ſe remarque quand on ſe tient debout ſur la pointe du pied; car alors l'appui étant ſur la pointe du pied, ſe trouve à une des extrémités du levier, la puiſſance à l'autre, c'eſt-à-dire, au talon, puiſque c'eſt-là que ſe terminent les extenſeurs du pied qui ſont en action, & le fardeau, ou le poids du corps eſt entre-deux.

CHAPITRE II.

Des Muscles en particulier.

ARTICLE PREMIER.

Des Muscles Frontaux & Occipitaux.

LA peau qui couvre le crâne, a quelque mouvement, principalement dans sa partie antérieure, où elle se ride très-sensiblement dans quelques personnes ; ces mouvemens sont exécutés par l'action de quatre muscles, sçavoir, les deux *frontaux*, & les deux *occipitaux*.

Les muscles *frontaux* ont leur attache fixe aux apophyses angulaires du *coronal* : Les fibres charnuës de ces muscles s'attachent aussi par gradation immédiatement à la peau, s'avancent jusqu'à la partie moyenne, & presque supérieure du *coronal*, en se portant un peu obliquement en dehors, & se terminent en une aponevrose, laquelle, après avoir couvert les muscles *crotaphites*, s'attache de chaque côté le long de la partie supérieure de l'arcade *zygomatique*, & se joint à celle des *occipitaux*.

Les muscles *occipitaux* ont leur attache fixe immédiatement au - deſſus de l'apophyſe tranſverſale de l'*occipital*, en s'avançant juſqu'aux apophyſes *maſtoïdes*, & auſſi par gradation à la peau qui leur répond, & ſe terminent par une aponevroſe qui ſe joint à celle des muſcles *frontaux*.

L'union de ces aponevroſes forme une eſpéce de calotte très - adhérante par ſa face externe à la graiſſe & à la peau, & ne touche au *pericrâne* qu'au moyen d'un tiſſu cellulaire qui lui permet de ſe mouvoir.

Cette calotte aponevrotique reçoit des fibres tendineuſes des muſcles *trapézes*, &c. & communique auſſi avec cette expenſion membraneuſe qui recouvre les muſcles de la face & la partie poſtérieure du col, en s'avançant juſqu'aux épaules, & laquelle paroît formée par des muſcles très-minces & fort larges, placés ſur toute la partie antérieure du col, & que l'on nomme *peauciers*.

Les *ſourcils* ſont abaiſſés & approchés l'un de l'autre par deux muſcles nommés *ſourciliers* : ils ont leur attache fixe à la partie moyenne & inférieure du *coronal*, & vont ſe perdre à la peau qui ſoutient les ſourcils. Ces muſcles ſemblent devoir auſſi froncer la peau au-deſſus du nez.

Des Muſcles de l'Oreille Externe.

L'*oreille externe* a trois muſcles, un *antérieur*, & deux *poſtérieurs*. Le premier eſt attaché d'une part un peu au-deſſus de la racine de l'apophyſe *zygomatique*, & de l'autre à la partie ſupérieure & antérieure de la *conque*. Des poſtérieurs, l'un eſt *ſupérieur*, & l'autre *inférieur* ; le ſupérieur comprend quelques fibres charnues attachées à la portion de la calotte aponevrotique qui couvre le muſcle *crotaphite*, & qui ſe réuniſſent pour ſe terminer au haut de la convexité de la *conque* : L'inférieur a ſes attaches fixes à la partie ſupérieure de l'apophyſe *maſtoïde*, & va ſe terminer à la partie poſtérieure de la convexité de la *conque*. L'action de ces trois muſcles eſt très-peu ſenſible : On croit qu'elle tend à reſſerrer ou à dilater la *conque*, ſuivant la violence ou la foibleſſe des tremblemens de l'air qui ſe porte au conduit de l'oreille.

Des Muſcles des Paupieres, & de ceux de l'Oeil.

Les *paupieres* ont deux muſcles ; ſçavoir un *propre*, & un *commun* ; le premier appartient à la paupiere supérieure , & sert à la relever ; le second est commun aux deux paupieres, & son usage est de les approcher l'une de l'autre.

Le premier , nommé le *releveur* de la paupiere supérieure , a son attache fixe à la partie supérieure du fond de l'*orbite*, & va en s'élargissant se terminer au cartilage qui borde cette paupiere.

Le muscle commun , nommé *orbiculaire*, est composé de fibres demi-circulaires qui s'unissent les unes aux autres vers les angles de l'œil, mais principalement du côté du grand angle , où elles forment un tendon assez fort qui se termine à l'avance de l'os *maxillaire*, nommée *apophyse nasale*. Les fibres de ce muscle s'attachent aussi à la circonférence de l'*orbite* , & s'étendent environ un travers de doigt au-delà de chaque paupiere : Elles s'avancent ensuite sur les paupieres pour les recouvrir jusqu'à leur cartilage où ces fibres se terminent ; ensorte que ce muscle, en agissant , ferme l'œil en rapprochant les paupieres.

L'*œil* a six muscles qu'on a divisés, par rapport à leur direction, en *droits*, & en *obliques*; les *droits* sont au nombre de quatre, & il n'y a que deux *obliques*.

Les *droits* ont reçu divers noms, eu

égard à leur uſage. On appelle le ſupérieur le *releveur* de l'œil, ou le *ſuperbe*; l'inférieur a été nommé l'*abbaiſſeur*, ou l'*humble*; celui qui vient du côté du nez a reçu le nom d'*adducteur*, ou de *bûveur*; & le quatriéme, qui eſt du côté oppoſé, eſt connu ſous le nom d'*abducteur*, ou de *dédaigneux*. Tous ces muſcles ont leur attache fixe, ſuivant l'ordre de leur ſituation, dans le fond de l'*orbite* tout proche du trou *optique* à la portion de la *dure-mere* qui tapiſſe cette cavité, & ils ſe terminent à la partie antérieure de la *cornée opaque* par autant d'*aponevroſes*, qui s'uniſſent les unes aux autres, & s'avancent juſqu'à la circonférence de la *cornée* tranſparente.

Le grand *oblique*, ſurnommé le *trochléateur*, a ſon attache fixe à la partie latérale interne du fond de l'*orbite*; ſon tendon paſſe par un anneau cartilagineux, nommé *trochlée*, ou *poulie*, qui eſt ſitué au bord de l'*orbite*, immédiatement au-deſſus du grand angle: ce tendon ſe gliſſe enſuite ſous l'*aponevroſe* du muſcle *ſuperbe*, & vient gagner la partie poſtérieure du globe, où il ſe termine du côté du petit angle proche du muſcle *abducteur*.

Le petit *oblique* a ſon attache fixe près du bord de l'*orbite* à côté du conduit

naſal,

nazal, & s'avance obliquement sous le globe de l'œil pour se terminer à sa partie postérieure, à peu de distance du tendon du grand *oblique.*

Les usages des muscles *droits* se trouvent en partie indiqués par les noms différens qu'on leur a donnés. Lorsque tous ces muscles agissent en même tems & également, ils retiennent le globe dans un parfait équilibre; mais s'il arrive que deux de ces muscles les plus voisins agissent ensemble, ils font faire pour lors à l'œil un mouvement oblique; & si tous ces muscles agissent successivement, le globe fait une espéce de mouvement circulaire. Quant aux muscles obliques, M. *Cowper* * a remarqué que lorsque le grand oblique agit seul, il fait avancer l'œil obliquement en bas, & que le petit étant seul en contraction, le pousse obliquement en haut; mais que quand ces deux muscles agissent en même tems, ils portent le globe directement en dehors & à fleur de tête.

Des Muscles du Nez.

On compte pour l'ordinaire six muscles pour la dilatation des narines, trois de chaque côté, connus sous les noms de

* Célébre Chirurgien Anglois.

B

pyramidal, d'*oblique descendant,* & d'*obli-que ascendant,* surnommé le *myrthiforme.*

Le *pyramidal* a ses attaches fixes le long des os du nez, en s'avançant jusqu'à leur partie supérieure, où il se confond avec les frontaux, & se termine au cartilage qui forme l'entrée de la narine du même côté.

L'*oblique descendant* a ses attaches fixes le long de l'apophyse nazale de l'os maxillaire, & s'unit avec le pyramidal, pour se terminer au même cartilage. Plusieurs confondent ce muscle avec le *grand incisif* des lévres.

L'*oblique ascendant,* ou le *myrthiforme,* a ses attaches fixes à l'os maxillaire, vis-à-vis le fond de l'alvéole de la dent canine, & se termine aussi au même cartilage que les muscles précédens.

Quant à la constriction, ou resserrement des narines, elle paroît dépendre de l'action de quelques fibres charnuës qui se détachent de l'orbiculaire des lévres, pour se terminer au bord des narines, & au cartilage qui les sépare ; ce qui fait que cette action ne paroît sensible qu'en abaissant la lévre supérieure pour l'approcher de l'inférieure. Mais ce resserrement des narines n'est jamais assez exact pour nous garantir de l'impression des mauvaises odeurs, quelque soin que nous prenions pour faire agir ce muscle constricteur.

Des Muscles des Lévres.

Les *lévres* font leurs mouvemens par le moyen de plusieurs muscles, que l'on distingue en propres & en communs. On nomme muscles propres ceux qui ne servent à mouvoir qu'une seule lévre, & on donne le nom de muscles communs à ceux qui meuvent les deux lévres en même tems. On compte sept muscles propres, quatre pour la lévre supérieure, & trois pour l'inférieure : A l'égard des communs, on en compte jusqu'à onze, y comprenant les *péauciers* que les Anciens plaçoient parmi les abaisseurs de la mâchoire, & dont quelques Modernes suivent encore l'opinion.

Les quatre muscles propres de la lévre supérieure sont nommés *incisifs*, & sont distingués en grands & en petits *incisifs* supérieurs. Ceux de la lévre inférieure sont le *quarré*, & les deux *incisifs* inférieurs. Les muscles communs, selon quelques Auteurs, ne sont qu'au nombre de cinq; sçavoir, les deux *zygomatiques*, les *buccinateurs*, & l'*orbiculaire*, comptant les deux *canins*, & les *triangulaires* parmi les propres. Cependant ces muscles allant se

B ij

perdre dans la commissure des lévres, c'est-à-dire, dans l'endroit de leur union, comme je dirai ci-après, semblent ne pouvoir donner du mouvement à une lé-vre, sans en communiquer à l'autre.

Le *grand incisif* est fait de deux portions unies ensemble, dont l'une est supérieure, & l'autre inférieure. La portion supérieu-re compose presque en entier le muscle du nez appellé *oblique descendant*. La por-tion inférieure, qui est la plus considéra-ble, a ses attaches fixes à la partie de l'os maxillaire qui fait le bord de l'orbite, & se termine à la lévre supérieure, pour l'é-lever conjointement avec son congénére. Il y a un muscle nommé *petit zygomati-que*, qui vient se perdre dans le *grand inci-sif*. Ce muscle n'est le plus souvent qu'un détachement des fibres inférieures du muscle orbiculaire des paupieres & quel-quefois c'est un véritable *zygomatique*, ayant son attache fixe au zygoma.*

Le *petit incisif* supérieur a ses attaches fixes aux alvéoles des premieres dents in-cisives, & se termine intérieurement à la lévre supérieure qu'il abbaisse avec son congénére, en l'approchant des genci-ves.

* Voyez Santorini, Observ. Anatom. Venetiis. 1724.

On regarde auffi comme abaiffeur de cette lévre, le *triangulaire* qui a fes attaches fixes extérieurement à la bafe de la mâchoire inférieure, & va fe perdre à la commiffure des lévres.

La lévre inférieure eft relevée par les deux petits incififs inférieurs, qui ont leur attache fixe aux alvéoles des premieres dents incifives, & fe terminent intérieurement à la lévre inférieure.

On ajoute à ces mufcles les *canins* qui ont leur attache fixe dans la foffe maxillaire, au-deffus des alvéoles des dents canines, & fe terminent à la commiffure des lévres.

La lévre inférieure eft abaiffée par le mufcle *quarré*, qui a fes attaches fixes à la partie antérieure de la mâchoire inférieure aux côtés de la *fymphyfe*, & à la fymphyfe même, & fe termine dans prefque toute l'étenduë de cette lévre.

Les *zygomatiques* ont leur attache fixe de chaque côté à la jonction de l'os de la pommette avec l'apophyfe temporale, & defcendant obliquement vont fe terminer à la *commiffure* des lévres. Ces mufcles écartent les coins des lévres l'un de l'autre, lorfqu'ils agiffent en même tems; ou n'en tirent qu'un feul, s'ils agiffent féparément.

Les *buccinateurs* ont leur attache fixe de chaque côté, non-feulement le long des alvéoles des dents molaires de l'une & de l'autre mâchoire, mais auffi à un ligament placé derriere, & qui tient à l'une & à l'autre mâchoire, & ils fe terminent aux commiffures des lévres, immédiatement derriere le mufcle *orbiculaire*. Les mufcles *buccinateurs* agiffent principalement dans la maftication en preffant les alimens.

Le mufcle *orbiculaire* ne paroît être qu'un plan de fibres charnuës affez large, qui couvre toute la rondeur des lévres, & regne tout au tour de la bouche; mais étant examiné avec attention, il fe montre compofé de deux portions, dont les fibres s'entre-croifent aux coins des lévres. Ce qui a donné lieu de divifer ce mufcle en demi-orbiculaire fupérieur, & en demi-orbiculaire inférieur.

L'*orbiculaire* étant fecondé par les petits incififs de l'une & de l'autre machoire, ferme exactement la bouche.

Les *péauciers* font des mufcles fort larges & très-minces qui recouvrent les parties antérieure & latérales du col, ayant quelques attaches fixes le long des clavicules, & s'avançant même un peu fur les mufcles nommés grands *pectoraux* & fur les deltoïdes. Les fibres charnuës de ces muscles fe croifent au bas de la *fymphyfe* du menton, où elles ont quelques attaches, de même qu'à la lévre externe de la bafe de la mâchoire, & fe perdent pour la plûpart dans les mufcles triangulaires. Quelques-unes s'avancent vers les mufcles maffeters, & fe continuent fur toute la face, où elles deviennent aponevrotiques. C'eft à raifon de ces expenfions aponevrotiques qu'on croit que ces mufcles ont part aux différentes grimaces, & qu'on les place parmi ceux des lévres.

Des Mufcles de la Mâchoire inférieure.

L'articulation de la mâchoire inférieure avec les os des tempes, permet non-feulement de l'abaiffer & de la relever, mais encore de la porter en devant, de la ramener en arriere, & de la mouvoir fur les côtés. Ces mouvemens font exécutés par l'action de plufieurs mufcles, dont on fixe pour l'ordinaire le nombre à celui de dix, cinq de chaque côté; fçavoir, deux qui l'abaiffent nommés *digaftiques*, fix qui la relevent appellés *crotaphites*, *maffeters* & *pterygoïdiens internes*, & deux qui la portent en devant, connus fous le nom de *pterygoïdiens* externes. Ces derniers peuvent aussi par leur action alternative porter obliquement la mâchoire sur les côtés, c'est-à-dire, que l'un agissant tourne le menton vers le côté opposé.

Je ne dis rien des muscles péauciers, que les Anciens regardoient comme abaisseurs de la machoire, en ayant déja fait mention.

Le *digastrique*, ainsi nommé parce qu'il a deux ventres, a ses attaches fixes dans la rainure Mastoïdienne, & se termine aux inégalités qui se trouvent intérieurement au bas de la symphyse du menton.

Ce muscle fait un coude dans son chemin, & le tendon qui se trouve entre ses portions charnuës, est attaché à la partie latérale de l'os *hyoïde* par une espece de ligament aponevrotique. Ce tendon se trouve comme embrassé par un muscle de l'os *hyoïde*, nommé *stylo - cerato - hyoïdien*.

Ce muscle, outre son usage d'abaisser la mâchoire, sert encore beaucoup à la déglutition; mais il faut pour cela que les releveurs de la mâchoire soient en contraction.

Le *crotaphite* a ses attaches fixes aux parties latérale & inférieure du *coronal*, à presque toute la partie inférieure du *pa-*

riétal, à la portion écailleuse du temporal, & à la face externe de la branche ou
aîle du sphénoïde, & il se termine par un
fort tendon à l'apophyse *coronoïde* qu'il
embrasse de toutes parts.

Ce muscle se trouve outre cela attaché
au feuillet du péricrâne qui le couvre, lequel est étroitement uni à l'arcade zygomatique, & ce feuillet se teouve fortifié
par la calotte aponevrotique dont j'ai
parlé.

Les fibres de ce muscle sont disposées
en rayons, se portant du centre vers la
circonférence. On observe que sa face interne est charnuë, & l'externe aponevrotique.

L'expérience a fait voir plus d'une fois
qu'on peut sans danger couper les fibres
de ce muscle en travers, tant dans sa partie
supérieure, que dans la moyenne, & en
emporter même une portion lorsque le
cas le requiert.

Le *masseter* est composé de deux plans,
ou deux portions considérables qui se croisent. La plus extérieure a ses attaches fixes au bord inférieur de l'os de la pommette, & se portant un peu obliquement
en arriére, va se terminer aux inégalités de
la face externe de l'angle de la mâchoire
inférieure. L'autre portion, ou le plan in-

terne a ſes attaches fixes le long du bord
inférieur de l'arcade zygomatique, & ſe
portant un peu obliquement en devant,
va ſe terminer auſſi à la face externe de la
mâchoire immédiatement au-deſſous de
l'apophyſe coronoïde.

Le *ptérygoïdien* interne, ſurnommé le
grand *ptérygoïdien*, a ſes attaches fixes dans
la foſſe ptérygoïdienne, & ſe porte un
peu obliquement en devant, vers l'angle
de la mâchoire inférieure, pour ſe terminer aux inégalités de ſa face interne.

Le *ptérygoïdien* externe, ſurnommé le
petit *ptérygoïdien*, a ſes attaches fixes extérieurement à l'aîle externe de l'apophyſe ptérygoïde, de même qu'à la portion
de l'os maxillaire qui lui eſt jointe, s'attache auſſi à la racine de l'aîle du ſphénoïde, d'où ſe portant un peu de devant en
arriere, & preſque tranſverſalement vers
le condyle de la mâchoire, va ſe terminer dans une foſſette qui ſe trouve immédiatement au-deſſous de cette éminence,
& s'avance même un peu ſur le ligament
capſulaire de l'articulation.

Des Muſcles de l'Os Hyoïde.

L'os *hyoïde* eſt ſitué, comme j'ai dit
ailleurs, au-deſſus du Larynx, auquel il
ſe trouve attaché, de même qu'à la báſe

de la langue : Il a neuf muscles pour se mouvoir. On dit assez communément qu'il est mû directement en haut par les deux *genio-hyoïdiens* & le *mylo-hyoïdien*, & obliquement par les deux *stylo-cerato-hyoïdiens* ; qu'il est tiré directement en bas par les deux *sterno-hyoïdiens*, & obliquement par les *coraco-hyoïdiens*. Mais si l'on fait attention aux connexions particulieres de cet os , tant avec la base de la langue , qu'avec le larynx , on conviendra qu'il n'a que deux principaux mouvemens, à l'exécution desquels tous ces différens muscles paroissent destinés ; sçavoir, à le lever , & à l'abaisser pour la déglutition, c'est-à-dire, à lui faire suivre les mouvemens de la langue , & du larynx pendant cette fonction. Je ne dis rien des usages particuliers que l'on donne à quelques-uns de ces muscles.

Le *mylo-hyoïdien* est un muscle large & assez mince, composé de deux portions qui sont unies entr'elles par un tendon mitoyen : Il a ses attaches fixes de chaque côté, le long de la face interne de la mâchoire inférieure en s'avançant jusqu'à sa symphyse, & se termine à la partie supérieure de la base de l'os hyoïde.

Le *genio-hyoïdien* a ses attaches fixes à des inégalités qui se trouvent aux côtés de la *symphyse* du menton, au-deſſus des attaches du muſcle *digaſtrique*, & ſe termine à la partie ſupérieure de la baſe de l'os hyoïde, immédiatement derriere le *mylo-hyoïdien.*

Le *ſtylo-cerato-hyoïdien* eſt attaché à l'extrémité inférieure de l'apophyſe ſtyloïde, & ſe termine à l'os hyoïde dans l'union de ſa baſe avec ſes cornes.

Les fibres charnuës de ce muſcle ſont le plus ſouvent écartées du côté de l'os hyoïde, pour embraſſer le tendon mitoyen du *digaſtrique.*

Le *ſterno-hyoïdien*, ſurnommé le *ſterno-cleido-hyoïdien*, eſt attaché par en bas à la partie ſupérieure & interne du *ſternum*, & à celle de la *clavicule*, & ſe termine par en haut à la partie inférieure de la baſe de l'os hyoïde.

Le *coraco-hyoïdien*, appellé auſſi le *coſto-hyoïdien*, & *omo-hyoïdien*, ſe trouve attaché par en bas à la côte ſupérieure de l'omoplate, & ſe termine à la partie inférieure & latérale de la baſe de l'os hyoïde. Ce muſcle a un tendon dans ſon milieu, ce qui le rend *digaſtrique.*

Des Muſcles de la Langue.

Tout le monde ſçait que la langue eſt

capable d'une infinité de mouvemens ; ces mouvemens font exécutés non feulement par des fibres charnuës particulieres à la langue , mais encore par des mufcles qui vont fe perdre dans fa fubftance , & en compofent même une portion, comme je dirai ailleurs. On compte fix mufcles à la langue , trois de chaque côté , fçavoir , le *genio-gloffe* , le *bafio-gloffe* , & le *ftilo-gloffe.*

Les *genio-gloffes* ont leur attache fixe intérieurement à la fymphyfe du menton , immédiatement au-deffus des *genio-hyoïdiens* , & vont fe terminer tout le long de la partie inférieure de la langue. On donne à ces mufcles l'ufage de tirer la langue en devant ; mais fi l'on fait attention que les fibres de ces mufcles fe difperfent pour la plûpart en maniere de rayons en devant , en haut , & en arriere dans l'épaiffeur de la langue, on conviendra qu'ils peuvent non-feulement tirer la langue hors de la bouche par leurs fibres poftérieures qui fe portent à fa bafe, mais même ramener la langue en dedans par leurs fibres antérieures & recourbées qui vont à fa pointe.

Les *bafio-gloffes* ont leur attache fixe, non-feulement à la bafe de l'os *hyoïde* , mais encore à une portion de fes cornes,

& même aux cartilages qui s'élevent sur la jonction des cornes avec la base, & vont se terminer le long de la partie inférieure de la langue pour la porter en arriere. Quelques-uns appellent ces muscles *hyo-glosses*, & d'autres qui en font trois paires, à raison de leurs différentes attaches, les nomment *basio-glosses*, *cerato-glosses* & *chondro-glosses*.

Les *stylo-glosses* ont leur attache fixe au haut des *apophyses-styloïdes*, & vont se terminer aux parties inférieures & latérales de la langue, pour la porter sur les côtés, lorsqu'ils agissent séparement, & pour la tirer en dedans lorsque tous les deux agissent en même tems. Ces deux muscles fournissent chacun un petit ligament aponevrotique qui se termine à la face interne de l'angle de la mâchoire inférieure.

Quelques-uns ajoûtent une quatriéme paire de muscles à la langue, & les nomment *mylo-grosses*. Ce sont de petits plans charnus situés transversalement au-dessus des *mylo-hyoïdiens*, attachés d'une part le long des parties latérales de la mâchoire inférieure, & de l'autre aux côtés de la langue. Mais souvent ces muscles ne paroissent point.

Des Muſcles du Larynx.

Le *Larynx* eſt la partie ſupérieure d'un conduit nommé *trachée-artére*, qui répond aux poûmons. Il eſt compoſé de pluſieurs parties, dont les principales ſont ſes cartilages, & ſes muſcles. Les cartilages ſont au nombre de cinq; ſçavoir, le *thyroïde*, le *cricoïde*, les deux *aryténoïdes*, & l'*épiglotte*.

Le *thyroïde* eſt le premier, & en même tems le plus conſidérable de ces cartilages; il eſt placé ſur le devant, & forme cette éminence au haut du col, communément appellée la Pomme d'Adam; ſa face externe eſt convexe, & l'interne concave; ſa figure approche de la quarrée, & ſes angles qui ſe trouvent un peu allongés ſont nommés *cornes*; les ſupérieures ſe joignent à celles de l'os *hyoïde*, & les inférieures au cartilage nommé *cricoïde*, ou annulaire à cauſe de ſa figure : Il eſt placé ſous le thyroïde, & lui ſert d'appui de même qu'aux deux aryténoïdes : ces derniers forment par leur union une eſpéce de bec d'aiguiere, quoique leur figure en particulier approche de la pyramidale; ils ſont placés ſur le bord ſupérieur du *cricoïde*, avec lequel ils ont une articulation qui leur permet de ſe mouvoir en divers ſens. C'eſt entre les cartilage *ariténoïdes* que ſe découvre la *glotte*, ou l'orifice de la trachée - artére. Le cinquiéme a été nommé *épiglotte*, c'eſt un cartilage un peu allongé, ſitué à la partie interne & ſupérieure du *thiroïde*, où il ſe trouve attaché, de même qu'à la baſe de la langue par un ligament qui s'avance juſqu'à l'extrêmité de ce cartilage.

Les muſcles du *larynx* ſont diſtingués en communs, & en propres : on nomme communs ceux qui ſont deſtinés à mouvoir tout le corps du *larynx*; & les propres ſervent aux mouvemens particuliers de ſes cartilages; à l'exception du *cricoïde*, qui n'a aucun mouvement.

Les muſcles communs ſont partagés en ceux qui élevent le *larynx*, & en ceux qui l'abaiſſent. Les premiers ſont les deux *hyo-tyroïdiens* ; ils ont leur attache fixe au corps de l'os *hyoïde*, & ſe terminent extérieurement aux parties latérales du cartilage *thyroïde*. Les ſeconds ſont les deux *ſterno-thyroïdiens*, communément appellés muſcles *bronchiques*, & connus de quelques-uns ſous ce grand mot de *ſterno-cleydo-broncho-crico-thyroïdiens* ; ils ont leur attache fixe à la partie ſupérieure & interne du *ſternum*, & aux *clavicules*, & ils ſe terminent au cartilage *thyroïde*, immédiatement au-deſſus des précédens.

Les muſcles propres du *larynx* ſont diſtingués en ceux qui meuvent le cartilage *thyroïde*, ceux qui meuvent les *aryténoïdes*, eſt en ceux qui meuvent l'*épiglotte*.

Le cartilage *thyroïde* a quatre muſcles; ſçavoir, deux qui le dilatent, & deux qui le reſſerrent; on nomme les premiers *crico-thyroïdiens* antérieurs & extérieurs: ils ont leur attache fixe à la partie antérieure du cartilage *cricoïde*, & ſe terminent extérieurement à la partie inférieure & latérale du *thyroïde*; les ſeconds, dits *crico-thyroïdiens* antérieurs & intérieurs ont auſſi leur attache fixe à la partie antérieure du *cricoïde*, & ſe terminent intérieurement aux parties inférieures & latérales du *thyroïde*.

Les muſcles des cartilages *aryténoïdes* ſont diſtingués en ceux qui les écartent, & en ceux qui les rapprochent, ou comme l'on dit communement, en ceux qui ouvrent la *glotte*, & en ceux qui la ferment. Les premiers ſont au nombre de ſix, trois de chaque côté; ſçavoir, le *crico-aryténoïdien* poſtérieur, qui a ſon attache fixe à la partie poſtérieure du *cricoïde*, & ſe termine au cartilage *aryténoïde*; le *cricoïde-aryténoïdien* latéral, qui a auſſi ſon

attache fixe au *crycoïde* un peu latéralement , & ſe termine au cartilage *aryténoïde* ; & le *thyro-aryténoïdien* qui a ſon
attache fixe à la face interne du *thyroïde*,
& ſe termine à l'*aryténoïde*.

Quant aux muſcles qui rapprochent les
cartilages *aryténoïdes* , les anciens n'en
connoiſſoient qu'un ſeul , qu'ils nom-
moieut *ary-aryténoïdien*. Les modernes en
admettent trois, ſçavoir, deux qu'ils nomment *aryténoïdiens* obliques , qui ont leur
attache fixe aux parties ſupérieures & un
peu latérales du *cricoïde* , & qui après s'ê-
tre croiſés obliquement, ſe terminent aux
aryténoïdes ; le troiſiéme , nommé *aryté-
noïdien* tranſverſal , ſe trouve attaché par
les extrêmités de ſes fibres à l'un & à l'autre cartilages *aryténoïdes*. Ce dernier eſt
couvert par les deux autres.

Les muſcles de l'*épiglotte* ſont au nôm-
bre de trois ; ſçavoir, deux qui l'abaiſſent,
& un qui la releve. Les premiers ſont
nommés *ary-épiglottidiens* , à raiſon de
leur attache aux cartilages *aryténoïdes*, &
à l'*épiglotte* ; & le troiſiéme , ou le *releveur* , eſt connu ſous le nom de *hyo-épi-
glottidien* , parce qu'il a ſon attache fixe à
l'os *hyoïde* , & qu'il ſe termine à l'*épiglotte*. Ces trois muſcles ſe decouvrent plus
aiſément dans le bœuf, que dans l'homme.

Des Muscles du Pharynx.

Le *Pharynx* est une espéce de sac mus-culeux qui tapisse tout le fond de la bou-che, & fait le commencement d'un con-duit auquel il sert comme de pavillon. Ce conduit, appellé *œsophage*, se termine au ventricule, comme je le dirai dans la suite.

Le *pharynx* a plusieurs muscles, qui ne servent pas seulement à la composition de ses parois ; mais dont quelques-uns sem-blent encore devoir les dilater en même tems qu'ils en affermissent la situation par leurs attaches aux os voisins ; & l'usage particulier des autres est de resserrer le *pharynx* pour faciliter l'entrée des alimens dans l'*œsophage*.

Les Anciens n'ont attribué que sept muscles au *pharynx*, sçavoir trois paires pour le dilater, & un seul muscle pour le resserrer. Ils ont nommé ce dernier *œso-phagien*, connu de quelques-uns sous le nom de *pharyngo-Thyroïdien*, lequel se trouve attaché de chaque côté par les ex-trêmités de ses fibres aux aîles du carti-lage *thyroïde*, en s'avançant un peu sur la face externe de ce même cartilage, & re-couvre par le reste de l'étendue de ces mêmes fibres la partie postérieure & inférieure du *pharynx* , à laquelle il fert de *fphincter* par leur contraction.

Les autres mufcles font connus fous le nom de *cephalo-pharyngiens* , de *ftylo-pharyngiens* , & de *fpheno-pharyngiens.*

Les *cephalo-pharyngiens* ont leur attache fixe aux inégalités qui fe remarquent fur l'*apophyfe* antérieure de l'*occipital* près de fes condyles , & ils fe terminent à la partie poftérieure du *pharynx.*

Les *ftylo-pharyngiens* ont leur attache fixe au milieu des apophyfes *ftyloïdes* , & ils fe terminent au *pharynx.*

Les *fpheno-pharyngiens* ont leur attache fixe aux apophyfes épineufes du *fphénoïde* , & auffi à la portion cartilagineufe de la trompe d'*Euftache* , & vont fe perdre au *pharynx.*

Valfalva nomme ces mufcles *fpheno-falpingo-pharyngiens* , à raifon de leur attache à la trompe d'*Euftache.*

Les Modernes ont remarqué qu'outre ces mufcles , le *pharynx* reçoit encore des différens endroits où il fe trouve attaché, de petites bandes charnuës plus ou moins confidérables , qui concourent de même que les mufcles précédens , à la compofition de fes Parois , & s'avancent même pour la plûpart jufqu'a la partie poftérieure du *pharynx* , où elles forment par leur union avec les muscles ci-dessus, une ligne tendineuse qui s'étend tout le long de sa partie moyenne; ce qui a déterminé ces Auteurs à regarder ces petites bandes charnuës comme autant de muscles particuliers, ausquels ils ont donné divers noms tirés de leurs attaches; & comprenant les muscles déja connus avec ces nouveaux, ils les ont distingués en trois classes.

La premiere comprend ceux qui viennent du côté de la bouche ou de la mâchoire inférieure : La seconde, ceux qui viennent du côté de la base du crâne; & sous la troisiéme sont renfermés les muscles qui viennent du côté de *larynx.*

Les muscles de la premiere classe sont les *glosso-pharyngiens*, les *péristaphylo-pharyngiens*, les *genio-pharyngiens*, & les *mylo-pharyngiens.*

Les *glosso-pharyngiens* sont de petites portions charnuës qui se détachent des parties latérales de la base de la langue, & vont se terminer au *pharynx.*

Les *péristaphylo-pharyngiens* son deux petits muscles qui ont leur attache fixe aux os du palais entre la luette & l'extrêmité inférieure de l'aîle interne des apophyses *ptérygoïdes*, & se portent obliquement en arriere pour se terminer au *pharynx.*

Les *genio-pharyngiens* ont leur attache fixe à la fymphyfe du menton à côté des *genio-gloffes*; & vont fe terminer au *pharynx*.

Les *mylo-pharyngiens* ont leur attache fixe à la face interne de la bafe de la mâchoire inférieure près des dents molaires, & vont fe perdre au *pharynx*. Ces derniers mufcles ne fe rencontrent pas dans tous les fujets.

Les mufcles de la feconde claffe font les *cephalo-pharyngiens*, les *ftylo-pharyngiens*, les *fpheno-pharyngiens*, les *petro-pharyngiens*, & les *pterygo-pharyngiens*.

J'ai donné ci-devant la defcription des trois premieres paires de ces mufcles; je paffe à celle des deux dernieres.

Les *petro-pharyngiens* ont leur attache fixe au bas des apophyfes pierreufes. Les *pterygo-pharyngiens* font attachés au bord de l'aîle interne des apophyfes ptérygoïdes; ces mufcles s'uniffent à ceux que j'ai nommés *fpheno-pharyngiens*; & les trois enfemble de l'un & de l'autre côté vont obliquement en arriere fe perdre au pharynx.

Quant aux mufcles de la troifiéme claffe, on en compte trois paires, connuës fous le nom de *hyo-pharyngiens*, de *thyro-pharyngiens*, & de *crico-pharyngiens*. La

premiere comprend quelques fibres charnuës, qui de l'os hyoïde vont se perdre
au pharynx ; quelques-unes de ces fibres
viennent de la base de cet os, & les autres de ses cornes, tant des grandes que
des petites. Ce qui a donné lieu de subdiviser ces muscles en trois autres paires,
qu'on a nommés *basio-pharyngiens*, grands
cerato-pharyngiens, & petits *cerato-pharyngiens*.

Les *thyro-pharyngiens* composent le
muscle *œsophagien*, lequel se trouve fortifié par les *hyo-pharyngiens*, & par ceux
que l'on a nommés *crico-pharyngiens*, qui
sont des portions charnuës qui viennent
du cartilage *cricoïde*.

Quelques Modernes * faisant attention
sur la direction particuliere des muscles
du pharynx, qui vont se rendre à sa partie postérieure, & y former tout le long
une ligne tendineuse, les ont cru propres
à resserer aussi la cavité du pharynx, en ra-
prochant ses parois, ce qui les a détermi-
nés à attribuer au pharynx trois *sphinc-
ters*, distingués par leur situation en supérieur, en moyen & en inférieur. Le
sphincter supérieur est formé par les muscles *genio-pharyngiens*, *mylo-pharyngiens*,

* Voyez Albini, Histor. Muscul. Lug. Batav.
1734.

gloſſo-pharyngiens , ptérygo-pharyngiens &
par les *petro-pharyngiens.*

Le *ſphinƈter* moyen , par les *hyo-pharyngiens*, & les *cephalo-pharyngiens.*

Le *ſphinƈter* inférieur, par le *pharyngo-
thyroïdien*, dont quelques-uns font deux
muſcles , qu'ils nomment *thyro-pharyngiens*, & par les *crico-pharyngiens.*

Pour découvrir plus aiſément les muſcles du pharynx , il faut le remplir de co-
ton ou de filaſſe, &c. pour lui donner une
convexité convenable, & en affermir les
parois.

Des Muſcles de la cloiſon du palais , & de la luette.

On appelle la cloiſon ou le voile du
palais, la portion poſtérieure & fléxible
de cette voûte, laquelle eſt preſque toute
charnuë. Elle eſt parſemée de pluſieurs
glandes, & recouverte du côté de la bouche & du côté du nez des membranes
qui tapiſſent ces deux cavités. Cette cloiſon eſt étroitement attachée au bord poſtérieur des os du palais, & ſe trouve
comme flotante du côté du fond de la
bouche, où elle ſe termine en formant deux
arcades ſéparées entr'elles par la luette,
qui en eſt une continuation : Elles ſont
compoſées

composées chacune de deux pilliers, dont il y en a deux antérieurs, & deux posté-rieurs. Les premiers sont attachés à la langue, & les seconds au pharynx.

On confond assez communément les muscles de la cloison avec ceux de la luette, quoique celle-ci en ait de très-distincts. L'action des muscles de la cloison la rend capable de deux mouvemens, c'est-à-dire, d'être relevée, & abaissée : La cloison en se relevant, va s'appliquer aux ouvertures, qui du nez communiquent dans les fond de la bouche, pour les fermer; & en s'abaissant, elle s'éloigne de ces ouvertures. Les muscles qui relevent la cloison sont, les *péristaphylins internes*, les *pharingo-staphylins*, & les *thyro-staphylins* : Ceux qui l'abaissent sont les *péristaphylins externes*, & les *glosso-staphylins*. Les muscles qui meuvent la luette, indépendamment de la cloison, sont les *palato-staphylins*, & les *cerato-staphylins*.

Les *péristaphylins internes*, surnommés les *pétro-salpingo-staphylins*, ont leur attache fixe de chaque côté aux portions osseuse & cartilagineuse de la trompe d'*Eustache*, & vont se terminer par l'épanouissement de leurs fibres à la face supérieure de la cloison.

Les *pharyngo-staphylins* viennent du pha-

C

rynx, dont ils semblent être une production , & vont se terminer à la cloison, en
s'avançant jusqu'à la luette. Ces muscles
forment l'épaisseur des piliers postérieurs
de la cloison ; ils sont accompagnés des
Thyro-Staphylins, qui ont leur attache fixe
au cartilage thyroïde.

Les *Péristaphylins externes*, surnommés
les *Sphéno-Salpingo Staphylins*, ont leur attache fixe au sphénoïde, joignant la portion osseuse de la trompe d'*Eustache* , &
à la portion membraneuse de cette trompe , vont gagner l'aîle interne de chaque
apophyse ptérygoïde , à laquelle ils s'attachent par quelques fibres , & se continuant le long de cette aîle , ils vont passer leur tendon derriere le petit bec ou
crochet qui la termine comme autour
d'une poulie , & s'épanouissent enfin sur
toute la face inférieure de la cloison. *Val-
salva* regarde la portion de ces muscles, qui
est attachée d'un côté à la partie membraneuse de la trompe, & de l'autre à l'aîle
interne de l'apophyse ptérygoïde , comme un muscle dilatateur de la trompe.

Les *Glosso-Staphylins* sont attachés d'une
part aux côtés inférieurs de la base de la
langue , & de l'autre à la cloison , où
ils se terminent en s'avançant jusqu'à la
luette. Ces muscles forment l'épaisseur

des piliers antérieurs de la cloison.

Les *Palato-Staphylins*, surnommés les *Staphylins*, ou *Epistaphylins*, font deux petits muscles en forme de cordons charnus unis ensemble : Ils ont leur attache fixe au bord postérieur des os du palais près de la Suture qui joint ces deux os , & vont se terminer à la luette , en s'avançant jusqu'à sa pointe. M. *Morgagni* comprend ces deux muscles sous un seul , à qui il a donné le nom d'*Azygos*. Ces deux muscles en agissant , semblent devoir racourcir la luette : Ils font secondés par deux autres petits muscles placés fur les côtés, appellés *Cerato-Staphylins*, & surnommés *épistaphylins* latéraux. Ils ont leur attache fixe au bec osseux qui termine l'aîle interne de chaque apophyse *ptérigoïde* ; & couchés fur la face supérieure de la cloison , ils vont se perdre à la luette.

Des Muscles de la Tête.

La tête se meut en différentes manieres ; car outre qu'elle se porte en devant & en arriere , elle peut aussi faire des demi-tours fur les côtés tant à droit , qu'à gauche. La flexion & l'extension de la tête se font , comme j'ai dit ailleurs , par l'articulation de l'occipital avec la

premiere vertebre du col, & ſes mouvemens ſur les côtés dépendent de l'articulation de la premiere vertebre avec la
ſeconde, au moyen de ſon apophyſe *odontoïde*, autour de laquelle la premiere vertebre ſe meut demi-circulairement, &
entraîne avec elle la tête dans ſes mouvemens.

Les muſcles qui ſervent à porter la
tête en devant, c'eſt-à-dire, à la fléchir,
ſont au nombre de huit, quatre de chaque côté ; ſçavoir, le *ſterno-cleido-maſtoï-
dien*, le *grand droit* antérieur, le *petit
droit*, & le *droit latéral*. Les muſcles
qui ſervent à porter la tête en arriere,
c'eſt-à-dire, à l'étendre, ſont au nombre
de douze, ſix de chaque côté ; ſçavoir, le
ſplénius, le *grand complexus*, le *petit complexus*, le *grand droit* poſtérieur, le *petit
droit* poſtérieur, & le *petit oblique*.

Les muſcles deſtinés aux mouvemens
demi-circulaires de la tête, ſont les deux
grands obliques.

Les *ſterno-cleido-maſtoïdiens*, ſurnommés
les *maſtoïdiens antérieurs*, ont leur attache
fixe de chaque côté au haut du ſternum,
& auſſi à la partie ſupérieure & interne
de la clavicule par deux principes tendi-
neux ; & ſe portant un peu obliquement
en arriere, vont ſe terminer par un ten-

...on assez fort aux apophyses mastoïdes, & se continuent même par une aponevrose jusqu'à l'occipital.

Les *grands droits antérieurs* se trouvent attachés antérieurement aux apophyses transverses de la sixiéme, cinquiéme, quatriéme & troisiéme vertebres du col, & vont se terminer à l'apophyse antérieure de l'occipital immédiatement devant les condyles.

Les *petits droits anterieurs* ont leur attache fixe antérieurement à la racine des apophyses transverses de la premiere vertebre du col, & se terminent à l'occipital à côté des grands droits.

Les *droits lateraux*, surnommés *transversaires antérieurs*, ont leur attache fixe antérieurement aux apophyses transverses de la premiere vertebre du col, & vont se terminer à l'endroit où l'occipital se joint aux os des tempes près de leurs apophyses mastoïdes.

Chaque muscle *splénius* se trouve composé de deux portions, dont l'une appartient à la tête, & l'autre au col. Ces deux portions, qui sont étroitement unies l'une à l'autre, dans leur partie inférieure, ont leurs attaches fixes aux épines des quatre ou cinq vertebres supérieures du dos, & des trois ou quatre inférieures du col, &

vont se terminer différemment, sçavoir la portion inférieure qui appartient au col, va aux apophyses transverses de la premiere & seconde vertebre du col, & la portion supérieure aux parties latérales de l'occipital, en s'avançant jusqu'aux apophyses mastoïdes ; d'où vient qu'on a aussi nommé ces muscles *mastoïdiens postérieurs.*

Les *grands complexus* ont leur attache fixe aux apophyses transverses des deux, ou trois vertebres supérieures du dos, & des six inférieures du col, & vont se terminer au milieu de l'occipital, immédiatement au-dessous de son apophyse transversale, à côté des deux splénius avec lesquels ils se croisent.

Les *petits complexus*, surnommés les *mastoïdiens latéraux*, sont deux petits muscles étroits & dentelés, qui ont leur attache fixe aux apophyses transverses des six vertebres inférieures du col, & se terminent immédiatement derriere les apophyses mastoïdes. Ces muscles ont quelque ressemblance avec les *complexus* ; d'où vient qu'on leur a donné le nom de *petits complexus.* La plûpart des anatomistes confondent ces muscles avec ceux du dos nommés *longs dorsaux.*

Les *grands droits postérieurs* ont leur attache fixe à l'épine de la seconde verte-

bre du col; & se portant un peu obliquement en dehors, vont se terminer à l'occipital au-dessous des *grands complexus.*

Les *petits droits postérieurs* ont leur attache fixe à une petite éminence qui se voit
postérieurement au milieu de la premiere
vertebre du col, & vont se terminer immédiatement au-dessus du grand trou de
l'occipital.

Les *petits obliques*, surnommés les *obliques supérieurs*, ont leur attache fixe à l'extrêmité des apophyses transverses de la
premiere vertebre du col, & vont se terminer aux parties latérales & inférieures
de l'occipital.

Les *grands obliques*, surnommés les *obliques inférieurs*, ont leur attache fixe à l'é-
pine de la seconde vertebre du col, & se
terminent aux apophyses transverses de la
premiere.

Les éminences de l'*occipital*, nommées
condyles, par lesquelles se fait l'articulation
de la tête avec la premiere vertebre du
col, étant situées à la partie inférieure &
un peu postérieure de la tête, le poids de
cette partie doit nécessairement l'entraî-
ner sur le devant; & il y a tout lieu de
croire que c'est pour modérer cette trop
grande disposition de la tête à se porter
en devant, que ses muscles postérieurs

font en plus grand nombre que les antérieurs.

On rencontre quelquefois de petits
mufcles placés à côté des petits droits.
tant antérieurs, que poftérieurs : On donne à ces mufcles le nom de *furnuméraires*,
& ils ont les mêmes ufages que les mufcles
par rapport aufquels ils font *furnuméraires*.

Il faut remarquer que les mouvemens
de flexion, & d'extenfion que la tête
fait par l'articulation de l'occipital avec
la premiere vertebre du col, & ceux
qu'elle fait fur les côtés au moyen de l'a-
pophyfe *odontoïde* de la feconde, font très-
petits; comme on peut l'obferver fur un
cadavre recemment décharné. S'il arrive
donc que nous panchions la tête fort en
devant, que nous la renverfions trop en
arriere, ou que nous la tournions confidé-
rablement fur les côtés, nous devons concevoir que ces mouvemens dépendent bien
moins alors de ces articulations particulieres, que de celles que toutes les vertebres
du col ont entr'elles, & qui permettent
au col, non feulement de fe mouvoir ai-
fément en devant, en arriere, & demi-
circulairement fur les côtés, mais auffi de
faire des inflexions latérales, & de donner
à ces différens mouvemens beaucoup d'é-
tenduë.

La tête a donc deux fortes de mouvemens ; fçavoir , des mouvemens propres,
& aufquels le col n'a aucune part , &
d'autres qu'elle fait conjointement avec
le col : ce font ces derniers que les anciens
ont nommés mouvemens communs de la
tête. Il y a même certains mouvemens du
col où la tête eft feulement entraînée
fans fe mouvoir , & comme ne faifant
qu'une même piéce avec la premiere vertebre; c'eft ce qui arrive dans fes inflexions
latérales à droit & à gauche.

Il faut obferver que tous les mufcles que
l'on attribuë à la tête , ne font pas en contraction pendant fes mouvemens propres;
car, par exemple, il eft à croire que dans la
flexion, il n'y a que le *grand droit antérieur,*
le *petit droit,* & le *droit latéral,* qui foient
en contraction; dans l'extenfion les grands
droits, les petits droits poftérieurs , &
les petits obliques font les feules qui y
foien ; & dans les mouvemens demi-circulaire, les deux grands obliques fe mettent alternativement en contraction ; au
lieu que pour les mouvemens communs
de la tête , non feulement tous les mufcles qui lui font attribués , fe mettent en
contraction ; mais encore ceux du col qui
font deftinés aux mêmes mouvemens : Par
C v

exemple, dans la flexion commune de la tête, non feulement tous fes mufcles fléchiffeurs agiffent, mais encore ceux du col deftinés à le fléchir, & il en eft de même à l'égard de l'extenfion.

Quant aux mouvemens que la tête fait demi-circulairement à droit & à gauche, lorfque ces mouvemens font communs, ils font exécutés non feulement par les mufcles du col deftinés à fes demi-rotations, mais encore par les deux *grands obliques* qui ont auffi pour auxiliaires, le mufcle *fplénius* du même côté, & le *fterno-maftoïdien* du côté oppofé : par exemple, fi l'on veut tourner la tête à droit, c'eft le *fterno-maftoïdien* gauche qui agit pour lors, conjointement avec le *fplénius*, & le *grand oblique* du côté droit; & les mêmes mufcles du côté oppofé agiront, lorfqu'on portera la tête demi-circulairement à gauche.

ARTICLE II.

Des Mufcles du Tronc.

On peut mettre au nombre des mufcles du tronc, ceux du col, du dos, des lombes, & de la refpiration, aufquels on doit joindre ceux du *coccyx*, & même ceux de l'*abdomen*, des *tefticules*, de la

verge, du *clitoris* & de l'*anus*. On trouvera la description des muscles de l'*abdomen*
& des suivans, dans la *splanchnologie*.

REMARQUE.

Les. mouvemens tant du col, que du
dos & des lombes, dépendent principalement de l'action de certains muscles, qui
n'aïant d'autres attaches qu'aux vertebres,
ont été nommés pour cela *muscles vertebraux. Stenon* les a divisés, eu égard à leur
direction, en droits & en obliques. Les
premiers vont d'une apophyse épineuse, ou
d'une apophyse transverse, à l'éminence
du même genre qui est au-dessus; ce qui
a donné lieu à cet Auteur de subdiviser
ces muscles en mitoyens & en latéraux.

Les muscles *vertébraux obliques* ont été
distingués en deux classes : La premiere
comprend ceux qui des apophyses transverses vont aux épineuses; on les nomme
transverfaires - épineux, ou *convergens*; &
de ceux-là quelques-uns au lieu d'aller se
rendre aux apophyses épineuses, vont au
corps de la vertebre qui est au-dessus. Sous
la seconde classe sont renfermés les muscles
qui des apophyses épineuses vont aux apophyses transverses; on nomme ces derniers,
Epineux-Transversaires, ou *Divergens*.

C vj

Des Muscles du Col.

Le *col* fait différens mouvemens ; car outre la *flexion* & l'*extension*, il peut auſſi faire des *inflexions latérales*, c'eſt-à-dire, s'incliner ſur les côtés, & enfin ſe tourner un peu obliquement à droit & à gauche, en maniere de pivot. Tous ces différens mouvemens qui paroiſſent toujours accompagnés de ceux de la tête, ſi l'on en excepte les inflexions latérales, où la tête eſt ſeulement entraînée, comme je l'ai dit ci - devant, ſont exécutés par pluſieurs muſcles, dont on fixe communément le nombre à celui de huit; ſçavoir, quatre *fléchiſſeurs* & autant d'*extenſeurs*, deux de chaque côté. Parmi les fléchiſſeurs, on compte les *deux ſcalénes*, & ceux que l'on connoit ſous le nom de *longs fléchiſſeurs* du col, & parmi les extenſeurs les deux *épineux* & les deux *transverſes*.

Les *longs fléchiſſeurs* du col ont leur attache fixe au corps des trois vertebres ſupérieures du dos, & continuant leur chemin le long du col, s'attachent auſſi à ſes vertebres, & ſe terminent enfin à l'éminence qui ſe remarque antérieurement au milieu de la premiere.

On peut diſtinguer chacun de ſes muſ-

cles en deux portions, eu égard à la différente direction de plusieurs petits mufcles dont ils paroiffent compofés ; ceux de
la portion fupérieure ont leur attache fixe
aux apophyfes transverfes de la fixiéme,
cinquiéme, quatriéme, troifiéme & deuxiéme vertebre du col, & fe portant obliquement de bas en haut, vont fe terminer
à l'éminence antérieure de la premiere, &
au corps des trois vertebres au-deffous.

Les petits mufcles, qui compofent la
portion inférieure, ont leur attache fixe
aux parties latérales du corps des trois premieres vertebres du dos, & de la derniere
du col ; & fe portant un peu obliquement
en dehors, vont fe termine à la racine des
apophyfes tranfverfes de toutes les vertebres du col, excepté à celle de la premiere & de la derniere.

Le mufcle *fcalène* fe trouve compofé de
deux portions ou branches, une antérieure & une poftérieure. L'antérieure a fon
attache fixe à la face externe de la premiere
côte près de fa portion cartilagineufe ; &
la poftérieure a auffi fon attache fixe à la
même côte. Elles vont fe terminer l'une
& l'autre aux apophyfes tranfverfes des
vertebres du col ; ces deux portions laiffent entr'elles un intervalle pour le paffage
de l'artére & des nerfs qui vont au bras.

La portion postérieure de ce muscle se trouve accompagnée de deux autres, dont l'une a son attache fixe à la seconde côte, & l'autre à la troisiéme; elles vont se terminer aussi aux apophyses transverses des vertebres du col.

Le muscle *épineux*, surnommé le *transversaire épineux* du col, est un composé de plusieurs muscles vertébraux obliques, qui ont leur attache fixe aux apophyses transverses des cinq ou six vertebres supérieures du dos, & des inférieures du col, & vont se terminer aux épines des vertebres du col, mais principalement à celle de la seconde. La plûpart de ces muscles se trouvent confondus avec l'*épineux* du dos.

Le *transversal*, surnommé l'*épineux-transversal*, n'est que la portion idférieure du muscle *splénius*. En effet, cette portion inférieure ayant ses attaches fixes aux épines des quatre vertebres supérieures du dos, & allant se terminer aux apophyses transverses des vertebres supérieures du col, semble devoir nécessairement servir à son extension.

Les Modernes ajoutent quelqu'autres muscles à ceux que je viens de décrire, & les regardent comme les auxiliaires des extenseurs du col. Les premiers de ces muscles font nommés *tranfverfaires* : On en compte deux de chaque côté, que l'on diftingue en grand & en petit *tranfver-faires*.

Le grand *tranfverfaire* eft un mufcle long & menu, fitué entre le grand & le petit *complexus*, le long des apophyfes tranfverfes des vertebres du col, & des cinq ou fix fupérieures du dos. Il eft compofé de plufieurs petits mufcles, qui d'une ou de plufieurs apophyfes tranfverfes, vont fe terminer à celles de la vertebre, qui eft immédiatement au-deffus, ou aux apophyfes tranfverfes des vertebres plus éloignées.

Le petit *tranfverfaire* eft fitué à côté du grand, dont il ne paroît différer que par le volume. On le regarde affez ordinairement comme une portion du mufcle *facro-lombaire*. *Diemerbroek* le nomme *cervical defcendant*.

Les feconds mufcles auxiliaires des extenfeurs du col, font nommés *inter-épineux & inter-transverfaires*, à raifon de leur fituation entre les apophyfes épineufes des vertebres du col, & les apophyfes transverfes des mêmes vertebres. Ces mufcles font très-courts, n'allant que d'une vertebre à une autre, c'eft-à-dire, à celle qui eft immédiatement au-deffus,

continuant ainſi depuis la premiere vertebre du dos, juſqu'à la ſeconde du col.

Quant aux inflexions latérales du col, on les croit dépendre de l'action des muſ-cles tant fléchiſſeurs, qu'extenſeurs du col, placés du côté vers lequel ces in-flexions ſe font; & on regarde le *ſterno-maſ-toïdien*, & le *ſplénius* du côté oppoſé, com-me néceſſaires pour modérer par leur ex-tenſion ce panchement latéral de la tê-te, & la redreſſer enſuite par leur contrac-tion.

Mais outre ces inflexions latérales, le col peut faire auſſi des demi-tours à droit & à gauche, en maniere de pivot, com-me jai dit ci-devant, en parlant de ces mouvemens de la tête, lorſqu'elle les fait conjointement avec le col : & outre les muſcles que j'ai dit exécuter ces mou-vemens, il faut encore y joindre les épi-neux du col, qui agiſſent alternative-ment.

Des Muſcles des Lombes, & du Dos.

Quoique les muſcles que je vais dé-crire, s'étendent preſqu'également le long des lombes & du dos, & qu'ils les meu-vent en même tems ; cependant comme les lombes ſe trouvent plus diſpoſés au

mouvement que le dos , à cause de l'articulation particuliere des vertebres qui les
compofent, on a coutume d'attribuer ces
mufcles plutôt aux lombes qu'au dos.

Les lombes fe meuvent en devant en
arriere, & fur les côtés.

On attribuë communement le mouvement des lombes en devant , ou leur fléxion à l'action de deux mufcles nommés
les *quarrés* des lombes , & à celle des *petits pfoas*, & l'on regarde les mufcles droits
du bas-ventre comme leurs auxiliaires.
L'extenfion eft attribuée non-feulement
à l'action des mufcles nommés *facrés* ; mais
encore à celle des deux *facro-lombaires*,
des deux *longs-dorfaux* , des deux *demi-
épineux* , & des deux *épineux du dos*, aufquels on ajoute un grand nombre de petits mufcles qui fe voyent tout le long
du dos & des lombes , & qui de même
qu'au col , vont de l'apophyfe épineufe
d'une vertebre à celle de la vertebre qui
eft au-deffus , & plufieurs autres qui en
font de même à l'égard des apophyfes
transverfes.

Quant aux mouvemens que les lombes
font fur les côtés , on doit en diftinguer
de deux fortes ; fçavoir, des droits & des
obliques. Les mouvemens droits connus
fous le nom de fléxions latérales des lom-

bes dépendent de l'action, tant des fléchisseurs que des extenseurs des lombes, placés du côté où se fait le mouvement latéral. Les mouvemens obliques que l'on appelle aussi les demi-rotations du thorax, dépendent principalement des muscles obliques du bas-ventre, & des vertebraux obliques des lombes.

Le *quarré des lombes*, surnommé le *lombaire-externe*, a ses attaches fixes à la lévre interne de la crête de l'os des Iles, depuis environ son milieu jusqu'à sa partie postérieure, s'attache aussi à l'os sacrum, & delà monte au-devant des apophyses transverses des vertebres des lombes, aux extrêmités desquelles il s'attache par autant de tendons, & va se terminer à la face interne de la derniere des fausses côtes, en couvrant le ligament qui attache cette côte à le premiere de ces vertebres.

Le *petit psoas* est un muscle assez grêle, dont le corps charnu est attaché à l'apophyse transverse de la derniere vertebre du dos, & quelquefois à celle de la premiere des lombes. Il descend le long d'un des fléchisseurs de la cuisse, nommé aussi *psoas*, & va se terminer par un tendon applati, en maniere d'aponevrose, à l'épine ou crête du pubis à l'endroit de son union avec l'os des iles. Ce mufcle ne fe trouve pas dans tous les fujets.

Le *facré* ou l'*épineux des lombes* eft compofé de plufieurs petits mufcles ver-tebraux obliques , qui des apophyfes transverfes vont aux épineufes, d'où vient qu'on le nomme auffi le *transverfaire-épi-neux* des lombes. Les plus inférieurs de ces mufcles font attachés aux parties fupé-rieures & latérales de l'os facrum , & à l'épine poftérieure & fupérieure de l'os des iles, & les autres aux apophyfes trans-verfes des trois vertebres inférieures des lombes , & vont fe terminer aux épines de ces vertebres, & à celles des deux au-tres qui font au-deffus. Ce mufcle fe trou-ve caché par le long dorfal.

Le *facro-lombaire* a fes attaches fixes poftérieurement à la partie fupérieure & externe de l'os des *iles*, & de l'os *facrum*, par une aponevrofe ; il s'attache auffi aux apophyfes transverfes des vertebres des lombes par des portions charnuës ; fe continue enfuite le long des côtes en fe partageant en deux plans , dont le plus extérieur s'avance jufqu'à l'apophyfe transverfe de la derniere vertebre du col , en fourniffant dans fon chemin des tendons qui fe terminent oblique-ment de bas en haut aux angles des

côtes. Le plan intérieur semble former un muscle particulier qui a son attache fixe aux apophyses transverses des
trois ou quatre vertebres inférieures du
col , & dont les tendons se portant obliquement de haut en bas , se croisent avec
ceux du plan extérieur, & vont se terminer aux angles de huit ou neuf côtes inférieures. Ceux qui font de ce plan interne un muscle particulier , le regardent
comme un muscle du col , & le nomment *petit transversaire*, ou *cervical-des-
cendant.*

Le *muscle* nommé *long dorsal* , a ses attaches fixes par trois principes différens ;
sçavoir, par une portion charnuë à la partie postérieure & interne de l'os des *iles* ,
par une aponevrose assez forte à la partie
postérieure & supérieure du même os, &
aux épines supérieures de l'os *sacrum* ; &
enfin aux épines des quatre dernieres vertebres des lombes, & quelquefois de toutes les cinq par autant de bandes tendineuses. Ce muscle s'attache aussi par plusieurs
portions charnuës aux apophyses transverses & obliques de ces vertebres, &
montant ensuite le long du dos , il se termine postérieurement par plusieurs portions charnuës à la partie inférieure & externe des fausses-côtes près de leurs an-

gles, & par d'autres portions, qui font prefque toutes tendineufes, aux extrêmités des apophyfes tranfverfes des fept vertebres fupérieures du dos.

Ce mufcle fe trouve confondu dans fa partie inférieure avec le *facro-lombaire*, & dans la moyenne avec le *demi-épineux*.

Le *demi-épineux*, connu de quelquesuns fous le nom de *grand épineux du dos*, a fes attaches fixes à l'épine de la premiere vertebre des lombes, & à celle de la douziéme, onziéme & dixiéme vertebre du dos par autant de petits tendons; & après avoir communiqué avec le long dorfal, va fe terminer aux épines de la feptiéme, fixiéme, cinquiéme, quatriéme, troifiéme & feconde vertebre du dos, en s'uniffant en partie avec les vertebraux que les tendons de ce mufcle recouvrent.

L'*épineux du dos* fe trouve compofé, de même que l'*épineux du col*, de plufieurs petits mufcles vertebraux obliques, qui, des apophyfes transverfes des vertebres du dos & des fupérieures des lombes, vont aux épines des vertebres du dos qui font au-deffus. Le plus fupérieur de ces mufcles va de l'apophyfe transverfe de la troifiéme vertebre du dos à l'épine de la premiere, & le plus inférieur de ces mufcles va de l'apophyfe transverſe de la troiſiéme vertebre des lombes, à l'épine de la derniere vertebre du dos : Il faut obſerver que de tous ces petits muſcles qui compoſent l'épineux du dos, les uns vont d'une ſeule apophy-ſe transverſe à pluſieurs épineuſes , & d'autres vont de pluſieurs apophyſes trans-verſes à une ſeule épineuſe. Quelques-uns nomment ce muſcle le *transverſaire épi-neux du dos.*

Des Muſcles du Coccyx.

Le coccyx a quatre muſcles , deux de chaque côté, dont l'un eſt antérieur , & l'autre poſtérieur. Le premier ſurnommé *iſchio-coccyngien* a ſes attaches fixes à l'é-pine de l'iſchion par un principe étroit ; les fibres de ce muſcle s'écartent les unes des autres en forme de rayons pour ſe ter-miner aux parties latérales du coccyx.

Le ſecond connu ſous le nom de *ſacro-coccyngien* a ſes attaches fixes à la face in-terne de l'os ſacrum un peu au-deſſus du *coccyx* , s'attache auſſi aux ligamens voi-ſins, & ſe termine au coccyx. L'uſage de ces muſcles eſt de s'oppoſer au renverſe-ment du *coccyx.*

Des Muscles de la Respiration.

La respiration comprend ces deux mouvemens de la poitrine, par lesquels l'air entre tantôt dans les poumons, & tantôt il en sort; on nomme le premier de ces mouvemens, *inspiration*, & le second *expiration*.

L'*inspiration* dépend principalement de l'élévation des côtes, & de l'abaissement du *diaphragme* du côté du bas-ventre; & l'*expiration* est produite par l'élévation du diaphragme du côté de la poitrine, & par l'abaissement des côtes.

Les muscles que les Modernes croyent servir à l'*inspiration*, en élevant les côtes, sont les vingt-deux *inter-costaux*, tant internes qu'externes, ceux que *Stenon* a nommé releveurs des côtes, autrement dits les surcostaux, & les deux dentelés postérieurs & supérieurs; je ne dis rien des muscles nommés *grands dentelés*, des *sous-claviers* & des *scalènes* que l'on a rangés aussi parmi les muscles de l'*inspiration*, parce qu'étant bien considérés, ils semblent y avoir moins de part, qu'aux mouvemens particuliers des parties auxquelles ils sont attachés, je veux dire des *omoplates*, des *clavicules* & du *col*.

Les mufcles que l'on croit fervir à l'*ex-piration*, font les deux *dentelés poftérieurs & inférieurs*, les *fous-coftaux* de *verheyen*, & le *triangulaire* du *fternum*, aufquels l'on ajoute pour l'ordinaire les mufcles *épigaftriques*, & les deux *facro-lombaires*; & l'on regarde le plan intérieur de ces der-niers, dont les tendons étant dirigés de haut en bas fe croifent avec ceux du plan extérieur qui vont de bas en haut; l'on re-garde, dis-je, ce plan intérieur comme né-ceffaire pour modérer l'abaiffement des côtes déterminé en partie par les fortes contractions du plan extérieur, dont on fçait que les fibres charnuës font infini-ment plus nombreufes que celles du plan intérieur.

Les *inter-coftaux* rempliffent les inter-valles des côtes : ils font compofés de deux plans de fibres, un externe & un interne; ce qui a donné lieu de diftinguer deux fortes de mufcles *inter-coftaux*. Le plus extérieur de ces deux plans fe porte obliquement de derriere en devant, & le plus intérieur de devant en arriere : Le premier s'étend depuis l'extrémité pofté-rieure des côtes jufqu'à l'union de leur portion cartilagineufe avec l'offeufe, où il fe termine. Le fecond, ou le plus intérieur, commence au *fternum*, & finit à l'angle

que

que forment les côtes postérieurement. Ce dernier plan remplit les intervalles de la portion cartilagineuse des côtes. L'attache fixe des muscles *inter - coſtaux* ſe trouve au bord inférieur de la côte ſupérieure, & l'attache mobile au bord ſupérieur de la côte inférieure.

Les *ſur-coſtaux*, ou *les releveurs des côtes de Stenon*, ont leur attache fixe à l'extrémité des apophyſes transverſes de la derniere vertebre du col, & de celles des onze ſupérieures du dos, & leur attache mobile eſt à la côte qui eſt au - deſſous, en s'y portant obliquement de haut en bas. Le nombre de ces muſcles répond à celui des côtes; on doit même en compter davantage, attendu que pluſieurs ſont doubles. En effet, on obſerve qu'à chaque apophyſe transverſe de la ſeptiéme, huitiéme, neuviéme & dixiéme vertebre du dos, ſe trouvent attachés deux de ces muſcles, qui ſont d'inégale longueur. Le plus court va ſe terminer à la côte qui eſt immédiatement au - deſſous, & le plus long paſſe ſur cette même côte ſans s'y attacher, & va ſe rendre à celle qui ſuit.

Les *dentelés poſtérieurs & ſupérieurs* ont leurs attaches fixes par une aponevroſe aux épines des deux vertebres inférieures du col, & des deux ſupérieures du dos, &

D

se terminent obliquement de haut en bas à la deuxiéme, troisiéme, quatriéme & cinquiéme vrayes côtes par autant d'apendices charnuës.

Les *dentelés postérieurs & inférieurs* ont leur attache par une aponevrose aux épines de la derniere vertebre du dos, & des trois supérieures des lombes, & se terminent un peu obliquement de bas en haut aux quatre dernieres fausses-côtes, aussi par autant d'appendices charnuës.

Le *triangulaire* du *sternum* a ses attaches fixes intérieurement aux parties moyenne & inférieure du sternum, & se portant de chaque côté obliquement de bas en haut, va se terminer aux cartilages des cinq dernieres vrayes côtes. Ce muscle se partage en plusieurs portions, que l'on regarde comme autant de muscles particuliers, ausquels on a donné le nom de *sterno-costaux*.

Les *sous-costaux de Verheyen* sont des plans charnus, plus ou moins larges & très-minces, situés obliquement comme par degrés sur la surface interne des côtes. Leur nombre n'est pas toujours le même, on n'en trouve quelquefois que six, d'autres fois sept ou huit. Ils ont leurs attaches fixes par un principe assez étroit à la face interne de la côte inférieure, vis-à-vis leurs angles , & vont se terminer pour l'ordinaire, non à la côte qui est immédiatement au-dessus, mais à celle qui lui est supérieure. La direction de ces muscles est oblique, se portant de derriere en devant. Ces muscles sont plus sensibles, & plus fréquens aux fausses-côtes qu'aux autres.

A l'égard du diaphragme, c'est un muscle fort mince & très-large, situé au bas de la poitrine qu'il sépare d'avec le bas-ventre, en s'attachant par sa circonférence aux bords des côtes, au cartilage xiphoïde, & aux vertebres qui lui répondent ; il forme une voute oblique dont la partie antérieure se trouve plus élevée que la postérieure.

Quoique le diaphragme soit mis au rang des muscles qui servent à *l'inspiration*, parce qu'en agissant, il s'abaisse du côté du ventre, & qu'il augmente par ce moyen la capacité de la poitrine, on peut dire néanmoins qu'il sert aussi à *l'expiration* ; puisqu'en cessant d'agir, il s'éleve du côté de la poitrine, & en diminue par conséquent la capacité. On peut ajouter même que la respiration la plus douce & la plus ordinaire en général dépend des seuls mouvemens alternatifs de cette cloison, c'est-à-dire, de son abaissement du

côté du ventre & de son élévation du côté de la poitrine, sans que les côtes y
ayent aucune part.

Je donnerai la description du diaphragme en traitant des parties contenantes
de la poitrine.

Article III.

Des Muscles des Extrêmités.

LES Extrêmités sont supérieures & inférieures ; il y a deux extrêmités supérieures, & deux inférieures. Les pré-
mieres comprennent de chaque côté l'é-
paule, le bras, l'avant-bras & la main ;
& les secondes, la cuisse, la Jambe & le
pied.

L'épaule est composée, comme il a été
dit dans l'Ostéologie, de l'Omoplate &
de la clavicule. C'est principalement de
l'Omoplate que dépendent les mouvemens & les differentes attitudes de l'é-
paule. La clavicule ne fait que suivre les
mouvemens de l'omoplate, en bornant
néanmoins ces mouvemens dans certaines
attitude.

On ne donne à la clavicule d'autres
muscles que le *soûclavier* qui a ses attaches fixes antérieuremeut à la premiere

côte dans l'endroit où elle se joint à sa portion cartilagineuse ; & se glissant sous la clavicule, va se terminer le long de sa partie inférieure & externe. Ce muscle sert à abaisser la clavicule.

Des Muscles de l'Omoplate.

L'*omoplate* fait différens mouvemens ; car outre qu'elle peut se porter en haut & en bas, elle peut aussi se mouvoir en devant & en arriere. Les muscles destinés à ces mouvemens sont au nombre de cinq; sçavoir, le *trapèze*, le *rhomboïde*, son *releveur propre*, le *petit pectoral*, & le *grand dentelé*.

Le *trapèze* a ses attaches fixes au milieu de l'apophyse transversale de l'occipital, descend le long du col & du dos, en s'attachant aux épines des deux dernieres vertebres, cervicales, & à celles de toutes les vertebres dorsales, & va se terminer le long du bord supérieur de l'épine de l'omoplate, de l'acromion, & à la partie postérieure externe de la clavicule.

Ce muscle n'a point d'attache immédiate aux épines des vertebres supérieures du col, mais seulement à un ligament membraneux, qui de l'occipital s'attache aux épines de toutes les vertebres du col, où il se termine. On le nomme *ligament cervical postérieur.* Ce ligament se trouve fortifié par son union avec les fibres tendineuses des muscles. *trapèze* & des deux *splenius.*

Le *rhomboïde* a ses attaches fixes aux épines des deux vertebres inférieures du col, & des quatre supérieures du dos, & se termine à la lévre externe de la base de l'omoplate. Ce muscle est composé de deux portions, dont la supérieure, qui est la plus petite, se joint à l'attache inférieure du releveur propre de l'omoplate.

Le muscle communément appellé le *releveur propre de l'omoplate*, & par quelques-uns l'*angulaire*, a ses attaches fixes aux apophyses transverses des quatre vertebres supérieures du col, & se termine à l'angle supérieur de l'omoplate.

Le *petit pectoral*, surnommé le *petit dentelé antérieur*, a ses attaches fixes à la partie antérieure de la seconde, troisiéme & quatriéme vraye côte par autant d'appendices charnuës, & se portant obliquement de bas en haut, va se terminer à l'apophyse coracoïde.

Le *grand dentelé* est un muscle caché en partie sous l'omoplate, à laquelle il se trouve attaché intérieurement tout le long de sa base. Il se porte ensuite sur le devant de la poitrine en se partageant en plusieurs portions plus ou moins longues, disposées en rayons, & de maniere que leurs extrémités décrivent ensemble une espéce d'arcade ou ligne courbe. Ces portions laissent entr'elles quelque intervalle qui augmente à mesure qu'elles approchent de leur attache, laquelle se trouve à la face externe de la portion osseuse de toutes les vrayes côtes, & de la premiere des fausses s'avançant quelquefois jusqu'à la troisiéme. Ce muscle forme à l'endroit de ses attaches aux côtes, comme autant d'appendices angulaires.

Plusieurs portions de ce muscle se portant un peu obliquement de bas en haut, se croisent avec les côtes, dont on sçait que la direction est de haut en bas, n'y ayant que ses portions inférieures dont la direction répond à celles des côtes.

On découvre en renversant l'omoplate sur le devant, au haut de la face interne de ce muscle, un petit plan que quelques-uns regardent comme un muscle particulier, attaché d'une part à l'angle supérieur de l'omoplate, & de l'autre aux deux premieres vrayes côtes. Plusieurs confondent ce petit muscle avec le *grand dentelé*, le regardant comme une portion de ce muscle. Il faut emporter le *rhomboïde* pour mieux voir ce plan particulier.

L'opinion commune sur l'usage des muscles de l'omoplate, est que le trapèze par sa portion supérieure leve l'omoplate, l'abaisse par sa portion inférieure, & la tire en arriere par la moyenne, selon que chacune de ces trois portions agit seule, les deux autres étant en repos; on ajoûte que quand toutes les trois agissent en même tems, elles ne font alors que ce que l'on attribuë à la portion moyenne, mais avec plus de force. A l'égard du *rhomboïde*, on lui donne l'usage de porter l'omoplate en arriere, au petit pectoral de la ramener en devant, étant secondé du grand dentelé. Quant au releveur propre, son nom désigne assez l'usage qu'on lui donne.

On se persuade dans cette opinion que dans tous ces différens mouvemens l'omoplate ne fait que glisser sur la surface des côtes, en conservant toujours sa situation naturelle, c'est-à-dire, sans que dans ces mouvemens l'un de ses angles postérieurs s'éloigne ou s'aproche plus que l'autre de l'épine du dos. M. *Win-slow* propose une opinion contraire, il veut que dans la plûpart des mouvemens l'omoplate, cet os tourne plus ou moins sur son propre plan, & cela en deux manieres ; car, par exemple, si on veut lever l'épaule, c'est l'acromion qui monte pour lors, tandis que l'angle postérieur & supérieur de l'omoplate descend, en s'approchant de l'épine du dos, & que l'angle inférieur s'en éloigne, & le contraire arrive lorsqu'on baisse l'épaule ; car pour lors l'acromion s'abaisse, l'angle supérieur s'éleve en s'éloignant de l'épine du dos, & l'angle inférieur s'en approche. Il est vrai, ajoute-t'il, qu'on peut avancer ou reculer l'épaule directement, & en faisant glisser l'omoplate sur les côtes, c'est-à-dire, sans la hausser ni baisser ; mais c'est un mouvement fort gêné & peu considérable ; dans le premier cas l'acromion avec l'extrêmité voisine de la clavicule s'éloigne des côtes, & dans le dernier il s'en approche.

Selon cette opinion, l'usage du muscle trapèze, considéré du côté de ses attaches à l'épine de l'omoplate, à l'acromion & à la clavicule, ou considéré par rapport à la differente direction de ses fibres, son usage, dis-je, est de lever l'épaule, ou pour mieux dire, de tourner la sommité de l'omoplate, c'est-à-dire l'acromion en haut, & d'en empêcher l'abaiſſ̃ement ; mais comme ce muſcle eſt trop mince, & qu'il a trop peu de fibres pour pouvoir ſurmonter ou contre-balancer cetaines réſiſtances, il ſe trouve ſecondé par le grand dentelé ; on donne encore à ce dernier l'uſage d'avancer l'omoplate plus ou moins en devant, & même dans certains cas d'empêcher qu'elle ne ſoit repouſſée en arriere.

A l'égard du *rhomboïde* conſideré du côté de ſes attaches & de ſa direction, il ſemble devoir tirer obliquement en arriere & en haut la portion ſous-épineuſe de l'omoplate, & être par conſéquent le modérateur du trapèze & du grand dentelé, lorſqu'ils tirent l'acromion en haut ; car il ramene l'omoplate dans ſon attitude ordinaire, lorſque ces muſcles ceſſent d'agir ; on peut dire la même choſe du muſcle communément appellé le *releveur* propre de l'omoplate, je veux dire qu'il concourt avec le *rhomboïde* à ramener l'omoplate dans ſon attitude ordinaire par ſon attache à ſon angle ſupérieur, lorſque ces muſcles ceſſent d'agir. Le *petit pectoral* tend auſſi à ramener l'omoplate dans ſon attitude ordinaire, en tirant en bas l'apophyſe *coracoïde* à laquelle il eſt attaché.

Des Muscles du Bras.

Le *Bras* est fait d'un seul os nommé *Humerus*, son articulation avec l'omoplate lui permet de se mouvoir en tout sens, c'est-à-dire, d'être levé, abaissé, porté en devant en arriere, & se mouvoir en rond, non-seulement autour de son axe, ou de sa longueur, ou en maniere de pivot, mais encore en maniere de fronde, c'est-à-dire, faire ce mouvement que l'on nomme de *circumduction*. Ces différens mouvemens, qui sont d'autant plus libres que la tête de l'humerus n'est point génée par la rencontre des bords osseux de la cavité de l'omoplate, sont exécutés par l'action de plusieurs muscles dont on fixe pour l'ordinaire le nombre à celui de neuf.

L'opinion commune sur l'usage de ces muscles est que le bras est levé par le *del-toïde*, & le *sur-épineux*, abaissé par le *grand dorsal*, & le *grand-rond*, ausquels quelques-uns ajoutent le *sous-scapulaire*, quoique communément on donne à ce-lui-ci l'usage d'approcher le bras des côtes, d'où lui vient le nom de *porte-feuille*, qu'il est porté en devant par le *grand-pec-toral*, & le *coraco-brachial*, & en arriere par le *sous-épineux* , & le *petit rond* ; enfin, qu'il fait des mouvemens en rond autour de son axe ou de sa longueur par l'action alternative des muscles *sous-scapulaire* , *grand rond* , & du *petit rond* , auxquels on pourroit ajouter le *grand dorsal* , & le *sous-épineux*, attribuant la demi-rotation en dedans au *grand dorsal*, au *grand rond* , & au *sous-scapulaire* , & la demi-rotation en dehors aux *sous-épineux* , & au *petit rond*. Quant au mouvement en fronde , ou de *circumduction* du bras , on le croit dépendre de l'action successive de tous ses muscles.

Mais si l'on fait bien attention sur les différentes attaches des muscles du bras, sur leur direction , sur les changemens qui peuvent y arriver , suivant les différentes attitudes. Enfin , sur ce que j'ai dit de la coopération générale des muscles, l'on conviendra que les fonctions particulieres de ces muscles ne se bornent pas à celles que l'opinion commune leur donne. *

Le *deltoïde* a ses attaches fixes antérieurement aux parties moyenne & externe de la clavicule , au bord extérieur de l'acromion, & le long de la lévre inférieure de l'épine de l'omoplate, & son attache mobile se trouve extérieurement à la partie

* Voyez M. Winslow , Expos. Anat.

supérieure & presque moyenne de l'*hu-merus* par un très-fort tendon; il s'attache aussi au bord extérieur de la sinuosité de l'*humerus* à la ligne faillante , ou crête qui répond à sa grande tubérosité. Ce muscle passe sur l'articulation du bras avec l'épaule sans s'y attacher.

Ce muscle est composé de dix-huit ou vingt petits muscles simples , disposés à contre-sens les uns des autres, & unis par des tendons mitoyens.

Le *sur-épineux* a ses attaches fixes aux parties postérieure & moyenne de la fosse sur-épineuse de l'*omoplate* , & son tendon , qui est des plus forts, passe sous l'*a-cromion* , & va se terminer à la premiere des facettes qui se remarquent sur la grande tubérosité de l'*humerus*.

Le *grand dorsal* a ses attaches fixes postérieurement par une aponevrose à la lévre externe de la créte de l'os des *iles* , aux épines supérieures de l'os *sacrum*, à celles des vertebres des lombes , & des six ou sept inférieures du dos , & par des appendices charnuës à la partie antérieure des quatre dernieres fausses-côtes. Ce muscle , après avoir couvert une grande partie du dos , passe sur l'angle inférieur de l'*omoplate*, auquel il s'attache pour l'ordinaire par un plan de fibres charnuës ; &

son tendon , qui eſt applati , va ſe terminer, en ſe contournant un peu, à la partie ſupérieure & interne de *l'humerus*, immédiatement à une ligne ſaillante qui
borde ſa ſinuoſité, & qui répond à la petite tubéroſité de cet os.

Le *grand rond* a ſes attaches fixes à toute la face externe de l'angle inférieur de
l'omoplate , & ſe portant obliquement de
bas en haut, va gagner la partie ſupérieure
& interne de *l'humerus* , où il ſe termine
au même endroit que le grand *darſal*, en
s'avançant un peu plus bas.

Les tendons de ces deux muſcles ſe
trouvent couverts à l'endroit de leur attache à *l'humerus*, par une expenſion tendineuſe qui paroît être fournie par le muſcle *ſous-ſcapulaire*, & laquelle vient ſe terminer à *l'humerus* un peu au-deſſous de
l'attache de ces muſcles. Les tendons de
ces deux muſcles ne ſont point confondus,
comme ils le paroiſſent d'abord, on obſerve
ſeulement, après avoir enlevé l'expenſion
tendineuſe qui les couvre, & qui les affermit en forme de bande ligamenteuſe, que
ces tendons ſe communiquent par quelques fibres collatérales.

Le *grand pectoral* a ſes attaches fixes antérieurement aux parties moyenne & interne de la clavicule, tout le long du *ſter-*

zum, & aux cartilages de toutes les vrayes
côtes, & va se terminer par un tendon
assez fort & applati à la partie supérieure & antérieure de l'*humerus* au bord extérieur de la sinuosité de cet os.

Les fibres du grand *pectoral* sont disposées de telle maniere à l'endroit de son attache à l'*humerus*, que celles qui répondent à la partie supérieure de ce muscle,
se terminent plus bas que les fibres de sa
portion inférieure.

Il se détache de la partie inférieure du
pectoral, une appendice charnue qui va se
perdre dans l'aponevrose du grand oblique, muscle de l'*abdomen*.

Le *coraco-brachial* a son attache fixe à
l'apophyse *coracoïde*, & se termine intérieurement à la partie supérieure & presque moyenne de l'*humerus*. Ce muscle est
fendu dans son milieu pour le passage d'un
nerf assez considérable.

Le *sous-épineux* a ses attaches fixes dans
presque toute la fosse sous-épineuse de
l'*omoplate*, & se termine à la seconde facette de la grande tubérosité de l'*humerus*.

Le *petit rond* a ses attaches fixes le long
de la côte inférieure de l'*omoplate*, & va
se terminer à la troisiéme facette de la
grande tubérosité de l'*humerus*. Ces deux

muſcles ſont couverts en partie par une bande ou expenſion ligamenteuſe, qui de l'épine de l'*omoplate*, va ſe rendre à ſa côte inférieure.

Le *ſous-ſcapulaire* a ſes attaches fixes à toute la face interne de l'*omoplate*, & va ſe terminer à la petite tubéroſité de l'*humerus*.

Des Muſcles qui meuvent l'Avant-Bras ſur l'Os du Bras, & de ceux qui meuvent particulierement le Rayon ſur l'Os du Coude.

L'*avant-bras* fait quatre mouvemens, il peut s'étendre, & ſe fléchir; il a outre cela deux mouvemens particuliers connus ſous les noms de *pronation*, & de *ſupination* : Dans la *pronation* l'avant-bras & la main ſont tournés en deſſous ou en dedans; & dans la *ſupination* l'un & l'autre ſont tournés en deſſus ou en dehors. Dans la flexion, & dans l'extenſion les deux os de l'avant-bras, ſe meuvent ſur l'*humerus*, & dans la *pronation* & la *ſupination*, le *rayon* a non ſeulement un mouvement ſur l'*humerus*, mais il en a encore deux autres qui ſe font particulierement ſur l'os du coude.

La *flexion* de l'avant-bras dépend de

l'action de deux muscles nommés *biceps* & *brachial interne* ; & l'*extension* est faite par quatre muscles, appellés le *long*, le *court*, le *brachial externe*, & l'*anconæus*.

Le *biceps* a ses attaches fixes par deux tendons, que l'on nomme les têtes du *biceps*, & dont l'un vient de l'extrêmité de l'apophyse *coracoïde*, se trouvant confondu avec la portion supérieure du muscle *coraco-brachial* ; & l'autre a son attache fixe immédiatement au-dessus du bord de la cavité *glenoïde* de l'*omoplate* : Ce dernier passe dans la sinuosité qui est creusée au haut de l'*humerus* : Ces tendons répondent chacun à une portion charnuë, & ces deux portions s'unissent vers le milieu du bras pour ne former ensemble qu'un seul corps de muscle, qui descend le long de sa partie antérieure & un peu interne, & va se terminer au pli du coude par un tendon & par une aponevrose. Le tendon s'attache au bord postérieur de la tubérosité du *radius*, laquelle est couverte d'un cartilage uni & poli ; & c'est à raison de cette attache à la tubérosité du *radius* que le *biceps* concourt à la *supination*, suivant la remarque de M. *Winslow*, & même avec plus de force, qu'aucun des muscles que l'on croit communément y être destinés, le tendon de ce muscle glissant pour lors fur une grande portion de cette éminence comme fur une poulie.

A l'égard de l'aponevrofe du *biceps*, elle paffe fur les mufcles *rond pronateur*, & *radial interne*, où elle femble fe terminer ; mais elle fe continuë fur tous les mufcles de la face interne & poftérieure de l'avant-bras, & paroît même s'unir à celle qui couvre les mufcles de fa face externe. C'eft l'aponevrofe du *biceps* que l'on eft en danger de piquer dans la faignée, plus fouvent que fon tendon.

On a vû des fujets où il s'eft trouvé une troifiéme tête à ce mufcle, laquelle étoit charnuë : Elle venoit antérieurement de la partie prefque inférieure de l'*humerus*, & alloit fe perdre dans le corps de ce mufcle près de fa fin.

Le tendon du *biceps* qui vient du col de l'*omoplate*, perce le ligament capfulaire de l'articulation, & fe gliffe enfuite fur la tête de l'*humerus* pour venir gagner fa finuofité, dans laquelle il eft retenu par une gaine membraneufe qui l'accompagne jufqu'à la portion charnuë de ce mufcle, où s'attachant au tendon, elle ferme la goûtiere, & s'oppofe par ce moyen à l'écoulement de la fynovie.

Le *brachial interne* a fes attaches fixes antérieurement aux parties moyenne &

inférieure de l'*humerus*, en s'avançant de côté & d'autre aux angles ou crétes qui répondent à chaque condyle, & il va se terminer à la partie supérieure & interne du *cubitus*. Il y a plusieurs fibres de ce muscle qui se terminent au ligament capsulaire, ce qui empêche que ce ligament ne soit pincé dans la flexion de l'avant-bras par l'approche des os.

Le *long extenseur* a ses attaches fixes à la partie inférieure du col de l'*omoplate*, descend ensuite le long de la partie postérieure de l'*humerus*, où il se confond avec le court extenseur, qui est attaché le long de la face interne de cet os, & avec le *brachial* externe, qui est attaché le long de sa face externe : Ces trois muscles unis ensemble se continuent jusqu'à la partie inférieure de l'*humerus*, en s'attachant de chaque côté aux angles ou crétes qui répondent à chaque condyle, & se terminent par un tendon épais, & aponévrotique à l'*olécrane*. Plusieurs fibres de ce muscle s'attachent aussi à la membrane capsulaire.

Le quatriéme muscle nommé *Anconæus*, paroît être une continuation du *brachial externe*. Il a ses attaches fixes au condyle externe de l'*humerus*, & se termine à la face externe du *cubitus*, en s'avançant jufqu'à trois travers de doigt au-deffous de l'*olécrane.*

La *pronation* dépend de l'action de deux mufcles nommés le *rond* & le *quarré pronateurs*, & on attribuë la *fupination* à l'action de deux autres mufcles nommés le *long*, *& le court fupinateurs.*

Le *rond* a fon attache fixe au condyle interne de l'*humerus*, & fe termine antérieurement vers la partie moyenne du *radius*, en s'y portant obliquement de haut en bas.

Le *quarré* a fon attache fixe à la partie inférieure & interne du *cubitus*, & fe termine à la partie inférieure & interne du *radius*, en s'avançant jufqu'au bord de fa face antérieure.

Le *long fupinateur* a fes attaches fixes au-deffus du condyle externe de l'*humerus*, immédiatement à la créte ou ligne offeufe qui répond à ce condyle. Il defcend le long de la face antérieure du *radius*, & va fe terminer par un tendon applati à la partie inférieure de cet os, au côté intérieur de fon épine antérieure.

Ce mufcle paroît avoir plus de part à la flexion de l'avant-bras, qu'au mouvement de *fupination*, fuivant la remarque de M. *Heifter.* *

* Voyez Heifter, Compend. Anatom. 1727.

Le *court supinateur* a ses attaches fixes au condyle externe de l'*humerus*, & à la partie supérieure externe du *cubitus*, & se porte obliquement vers la partie supérieure & interne du *radius*, où il se termine en l'embrassant jusqu'à environ quatre travers de doigt au-dessous de son articulation. On doit ajouter à ces deux muscles celui qui est nommé *biceps*, comme j'ai dit ci-devant.

Des Muscles qui meuvent le Carpe ou le Poignet sur l'Avant-Bras.

Le *carpe* peut se fléchir sur l'*avant-bras*, s'étendre, se porter sur les côtés tant en devant qu'en arriere, & faire le mouvement de circumduction : Tous ces mouvemens sont exécutés par l'action de cinq muscles. La flexion est faite par le *cubital interne*, le *radial interne*, & le *palmaire*. L'extension par le *cubital externe*, & le *radial externe* : Ses mouvemens latéraux se font en devant, & en arriere : Le mouvement latéral en devant dépend de l'action du muscle *cubital interne*, & du *radial interne* ; & le mouvement en arriere du muscle *cubital externe*, & du *radial externe*. Quant au mouvement de *circumduction*, on doit l'attribuer à l'action successive de tous les muscles du *poignet*.

Le *cubital interne* a ſes attaches fixes au condyle interne de l'*humerus*, & aux parties ſupérieure & moyenne de la face poſtérieure du *cubitus*, & ſe termine à l'os du *carpe* qui eſt hors de rang.

Le *radial interne* a ſes attaches fixes au condyle interne de l'*humerus*, confond ſes fibres avec celles du *rond pronateur*, & deſcendant obliquement vers la partie interne & antérieure de l'avant-bras, va paſſer ſon tendon ſous un ligament annulaire particulier, & par la ſinuoſité de l'os du *carpe*, nommé *trapéze*, pour ſe terminer enfin à la partie ſupérieure & interne de l'os du *métacarpe*, qui ſoutient le doigt *indice*.

Le *palmaire* a ſon attache fixe au condyle interne de l'*humerus*, & ſon tendon, qui eſt grêle & applati, deſcend le long de la partie interne de l'avant-bras, va paſſer ſur le ligament annulaire, interne commun, auquel il s'attache étroitement, & ſe perd enſuite dans une aponevroſe qui couvre preſque toute la paume de la main. C'eſt cette aponevroſe qui a fait nommer ce muſcle *palmaire*, parce que l'on a crû qu'elle étoit formée de l'épanouiſſement des fibres de ce tendon.

Il y a un autre muſcle de figure preſque

quarrée, qui va se perdre aussi dans cette aponevrose ; on le nomme le *court palmaire* : C'est un petit plan de fibres charnuës, posées transversalement sur cette éminence de la main qui répond à la partie interne & supérieure de l'os du *métacarpe*, qui soutient le petit doigt, étant fort adhérant à la peau : ce muscle ne paroît avoir aucune connéxion avec les os voisins ; & on lui donne l'usage de concourir avec le *métacarpien*, que je décrirai ci-après, à rendre creuse la paume de la main, & à lui faire faire ce que l'on nomme le *gobelet* de *diogene*.

Le *long palmaire* ne se rencontre pas dans tous les sujets : Il n'en est pas ainsi du *court*, & de l'aponevrose *palmaire*, qui se trouvent toujours l'un & l'autre. Cette aponevrose couvre une partie de la paume de la main, & après avoir fourni des filets à la portion de la peau qui lui répond, va se terminer à la partie interne & inférieure des os du *métacarpe* par plusieurs fibres, qui laissent des intervalles pour le passage des tendons fléchisseurs des doigts, des nerfs, & des vaisseaux sanguins qui vont s'y rendre.

Le *cubital externe* a ses attaches fixes au condyle externe de l'*humerus* ; & à presque toute la face externe du *cubitus*, &

après avoir passé par la sinuosité de cet
os, & par un ligament annulaire particulier, il va se terminer à la partie supérieure & externe de l'os du *métacarpe* qui
soutient le petit doigt.

Le *radial externe* comprend deux muscles, dont l'un est nommé le *long*, &
l'autre le *court*. Le *long* a ses attaches fixes
un peu au-dessus du condyle externe de
l'*humerus*; & le *court* a les siennes au condyle même. Ces deux muscles sont couchés sur la face externe du *radius*, & les
tendons par lesquels ils se terminent, passent chacun sous un ligament annulaire
particulier, & vont se rendre au os du
métacarpe ; sçavoir, celui du muscle *long*
à la partie supérieure externe de l'os qui
répond au doigt indice, & celui du *court*
à la partie supérieure externe de l'os qui
répond au doigt du milieu.

Des Muscles communs des doigts.

Les *doigts* se meuvent en différentes
manieres ; car outre la flexion & l'extension, ils ont la liberté de se porter sur les
côtés, & de faire les mouvemens de circumduction. Les muscles destinés pour
tous ces mouvemens, ont été partagés en
communs & en *propres*.

Les

Les muscles *communs* font ceux qui meuvent les quatre derniers doigts, & on a donné le nom de muscles *propres* à ceux qui ne font deftinés que pour les mouvemens particuliers de certains doigts. Les uns & les autres reçoivent auffi le nom de *fléchiffeurs*, ou d'*extenfeurs*, d'*abducteurs*, ou d'*adducteurs*, felon leurs differentes fonctions.

Les muscles *fublime* & *profond* font les fléchiffeurs communs des doigts, il n'y a qu'un feul extenfeur commun ; les quatre *lumbricaux*, & les fix *inter-offeux* font deftinés pour les mouvemens d'*adduction*, & d'*abduction*.

Le *fublime* a fes attaches fixes au condyle interne de l'*humerus*, à la partie fupérieure interne du *cubitus* & du *radius* ; il fe partage enfuite en quatre portions, qui fournissent chacune un tendon affez confidérable. Ces quatre tendons paffent fous le ligament annulaire interne & commun, & vont fe terminer dans la *main* au milieu de la feconde phalange des quatre derniers doigts. Les tendons de ce mufcle fe trouvent un peu applatis, & même fendus vers leur extrêmité pour le paffage des tendons du *profond*.

Le *profond* a fes attaches fixes aux parties fupérieure & moyenne du *cubitus*,

tant de sa face interne, que de la postérieure, & au ligament *inter-osseux* ; il se
partage ensuite en quatre portions, de
même que le *sublime*, qui produisent autant de tendons ; ces tendons se glissent
derriere ceux du *sublime*, passent aussi sous
le ligament annulaire interne & commun,
étant logés dans une espéce de goutiere
que forment dans cet endroit les os du
carpe, & continuant leur chemin dans la
main, & le long des doigts, ils vont se
terminer à la partie moyenne & interne de
la troisiéme phalange des quatre derniers,
après avoir passé par les fentes des tendons du *sublime*.

Les tendons de ces deux muscles se
trouvent enveloppés dans autant de gaines membraneuses qui leur sont communes ; ces gaines commencent au ligament
annulaire interne commun, se continuent
dans la main & le long des doigts jusqu'à
leur troisiéme phalange, où elles se terminent avec les tendons du *profond*. On
trouve dans toute l'étendue des deux
premieres phalanges des quatre derniers
doigts, si l'on en excepte les endroits
de leur articulation, des bandes ligamenteuses très-fortes, qui fortifient ces gaines ;
ces bandes sont attachées aux parties latérales de ces phalanges ; & si on ouvre ces

gaines, outre l'*humeur synoviale* qui mouille leur face interne, de même que les tendons qu'elles renferment ; on y voit de petites brides ligamenteuses, qui de la premiere & de la seconde phalange, vont se perdre dans les tendons du *sublime* & du *profond*.

La peau qui couvre les doigts se trouve comme collée aux endroits de la gaine, qui répondent aux articulations de la seconde phalange avec la premiere, & avec la troisiéme.

Toutes ces remarques au sujet des tendons des muscles *sublime* & *profond*, sont absolument nécessaires pour le traitement des differentes espéces de *panaris*, & particulierement de celle dont l'humeur a son siége dans la gaine des tendons.

Le muscle *extenseur* des quatre derniers doigts, communément appellé l'*extenseur commun*, a ses attaches fixes au condyle externe de l'*humerus*, descend le long de la face externe de l'avant-bras, où il s'attache au ligament *inter-osseux*, & confond la plûpart de ses fibres avec celles des muscles voisins ; il se partage ensuite en quatre portions, qui fournissent chacune un tendon ; ces quatre tendons passent sous le ligament annulaire externe & commun, & se continuent sur la main, & le long de la face externe des phalanges des doigts, en s'avançant jufqu'à la racine des ongles, où ils fe terminent. Ces tendons communiquent eñtr'eux fur la partie inférieure des os du *métacarpe* par des bandes tendineufes qui fe portent obliquement des uns aux autres.

On obferve que ces tendons s'élargiffent. en s'applatiffant à mefure qu'ils approchent des doigts , & leurs fibres s'écartent même fenfiblement aux endroits de leurs articulations , principalement à celle de la premiere phalange avec la feconde, où ces fibres, par leur écartement, laiffent un efpace vuide en forme de petit lozange ; & on ne découvre dans cet endroit que quelques fibres tendineufes très-fines , qui fe portent transverfalement d'un côté à l'autre du tendon.

Les mufcles *lumbricaux* ou *vermiculaires* font quatre petits mufcles placés dans le creux de la main , qui fe détachent des tendons du mufcle *profond* , fous le ligament annulaire interne & commun , & vont fe terminer chacun par un tendon fort court à la partie fupérieure interne de la premiere phalange des quatre derniers doigts , & par un plus long , le long de la partie interne & antérieure de cette premiere phalange , en fe confondant avec les tendons de l'extenseur commun.

Les muscles *inter-offeux* occupent les intervalles que les os du *métacarpe* laiffent entr'eux ; ils font au nombre de fix, diftingués en internes & en externes ; M. *Winflow* a obfervé après *Habicot*, ancien Chirurgien de Paris, * que les attaches de ces mufcles ne font point telles qu'on les décrit ordinairement ; en effet, il a remarqué que des trois *inter-offeux* internes, le premier ou le plus antérieur a fes attaches fixes intérieurement a la partie fupérieure de l'os du *métacarpe* qui foutient le doigt du milieu, & le long de la partie poftérieure de celui qui foutient le doigt indice, & fe termine par un tendon court & affez fort à la partie poftérieure & fupérieure de la premiere phalange de ce doigt.

Le fecond des *inter-offeux* internes a fes attaches fixes intérieurement à la partie fupérieure de l'os du *métacarpe* qui foutient le doigt du milieu, & le long de la partie antérieure de celui qui foutient le doigt annulaire, & fe termine auffi par un tendon court à la partie fupérieure & antérieure de la premiere phalange de ce doigt.

* Voyez les Mémoires de l'Académie des Sciences, année 1720.

E iij

Le troisiéme des *inter-offeux internes* a ses attaches fixes intérieurement à la partie supérieure de l'os du *métacarpe* qui soutient le doigt annulaire, & le long de celui qui soutient le petit doigt, & se termine aussi par un tendon à la partie supérieure & antérieure de la premiere phalange de ce doigt.

A l'égard des *inter-offeux* externes, le premier, ou le plus antérieur, a ses attaches fixes extérieurement à la partie supérieure de l'os du *métacarpe* qui soutient le doigt indice, & le long de celui qui soutient le doigt du milieu, & se termine à la partie supérieure & antérieure de la premiere phalange de ce doigt.

Le second a ses attaches fixes extérieurement à la partie supérieure de l'os du *métacarpe* qui soutient le doigt annulaire, & le long de celui qui soutient le doigt du milieu, & se termine à la partie postérieure & supérieure de la premiere phalange de ce doigt.

Le troisiéme a ses attaches fixes extérieurement à la partie supérieure de l'os du *métacarpe* qui soutient le petit doigt, & le long de celui qui soutient le doigt annulaire, & se termine à la partie postérieure & supérieure de la premiere phalange de ce doigt.

Il faut remarquer que tous les mufcles *inter-offeux*, tant internes qu'externes, outre les tendons par lefquels ils fe terminent aux premieres phalanges, fourniffent auffi des expenfions aponevrotiques qui couvrent une portion de ces phalanges, en fe confondant avec l'extenfeur commun.

Le mufcle *fublime* & le *profond* fléchiffent les quatre derniers doigts ; le *fublime* fléchit particulierement la feconde phalange de ces doigts, & entraîne en même tems la premiere, & le *profond* fléchit particulierement la troifiéme ; ces mufcles font auffi regardés comme des auxiliaires du *cubital*, & du *radial* interne, fléchiffeurs du poignet.

L'extenfeur *commun* fert à étendre les quatre derniers doigts, à les tenir étendus, & à modérer ou contrebalancer l'action des fléchiffeurs.

Les *inter-offeux*, tant internes qu'externes, par les expenfions aponevrotiques qu'ils fourniffent à l'extenfeur commun, doivent être regardés comme les auxiliaires de ce mufcle, & eu égard aux attaches particulieres qu'ils ont à certains doigts, il les meuvent différemment fur les côtés ; ainfi le premier des *inter-offeux* internes fert à faire l'abduction du doigt indice, ou à le porter vers le doigt du

E iv

milieu ; le fecond fait l'adduction du doigt annulaire , & le troifiéme celle de l'auriculaire. Des *inter-offeux* externes, le premier & le fecond font alternativement l'adduction & l'abduction du doigt du milieu , & le troifiéme l'abduction de l'annulaire , c'eft-à-dire , qu'il le porte du côté du petit doigt ; & fi les attaches de ces mufcles fe trouvent changées dans certains fujets, leurs ufages pour lors répondront à la difpofition particuliere de ces attaches.

Les mufcles *lumbricaux* ou *vermiculaires*, par l'union de leurs tendons avec ceux des *inter-offeux*, font les auxiliaires de ces derniers, non feulement à l'égard des mouvemens latéraux des quatre derniers doigts ; mais auffi à l'égard de leur extenfion. Ces mufcles font encore les auxiliaires du *fublime* dans la flexion de la premiere phalange des doigts.

Des Mufcles propres des Doigts.

Les mufcles propres des doigts appartiennent au pouce, au doigt indice & au petit doigt.

Le *pouce* a la liberté de fe mouvoir en autant de manieres que les autres doigts , ce qu'il fait par l'action de cinq mufcles ;

sçavoir, un *fléchisseur*, deux *extenseurs*,
un *adducteur*, nommé *thenar*, & un *abducteur*, appellé *anti-thenar*, aufquels on
ajoute un fecond *abducteur*.

Le fléchifleur du pouce a fes attaches
fixes à la partie fupérieure & interne du
ligament *inter-offeux*, & le long de la face interne du *radius*, & après avoir pafté
fous un ligament annulaire & particulier,
couvert par le ligament annulaire interne
& commun, va gagner la partie poftérieure de ce doigt, pour fe terminer au milieu
de fa troifiéme phalange. Le tendon de ce
mufcle depuis fon paflage fous fon ligament annulaire particulier jufqu'à fa fin,
fe trouve renfermé dans une gaine membraneufe, laquelle n'eft point fortifiée par
aucune bande ligamenteufe, comme celle
des tendons fléchifleurs des autres doigts.

Les mufcles extenfeurs du pouce font
diftingués en *long* & en *court* ; le *long extenfeur* a fes attaches fixes extérieurement
à la partie prefque fupérieure du *cubitus*,
& au ligament *inter-offeux*, fe porte obliquement vers la partie moyenne du *radius*,
auquel il s'attache auffi, & s'avance vers
fa partie antérieure & inférieure, où il
pafle fous un ligament annulaire & particulier, & fournit deux tendons, dont
l'un fe termine à la partie fupérieure &

E v

antérieure de la premiere phalange du pouce, & l'autre fe perd à la partie fupérieure
& antérieure de la feconde.

Le *court-extenfeur* a fes attaches fixes extérieurement au *cubitus* & au ligament
inter-offeux, immédiatement au-deffous
du long extenfeur, fe porte obliquement
vers la partie inférieure & externe du *radius*, où il paffe fous un ligament annulaire & particulier, & s'avance fur la partie antérieure du pouce pour fe terminer à
fa troifiéme phalange.

Le mufcle *thenar* a fes attaches fixes au
ligament annulaire interne & commun,
& à l'os du carpe qui foutient le pouce,
il s'attache enfuite tout le long de la partie poftérieure & interne de la premiere
phalange de ce doigt, & s'avance même
jufqu'à la partie fupérieure & interne de
la feconde, où il fe termine. Ce mufcle fe
trouve féparé dans fa longueur en deux
portions, qui ont à peu près les mêmes
attaches, & lefquelles en agiffant éloignent le pouce des autres doigts.

L'*anti-thenar* eft un mufcle plat & d'une
figure prefque triangulaire, qui a fes attaches fixes, par fa portion la plus large intérieurement aux os du *métacarpe* qui fou-
tiennent le doigt indice & celui du milieu, s'avance même jufqu'aux os de la fe-

conde rangée du carpe qui lui répondent, se porte ensuite vers la partie postérieure & externe du pouce, pour se terminer par sa portion la plus étroite à la partie inférieure de sa premiere phalange, & à la supérieure de la seconde par un tendon assez fort. M. *Winslow* nomme ce muscle *meso-thenar*, & lui donne l'usage d'approcher la premiere phalange du pouce vers le creux de la main; ce qu'il fait plus ou moins obliquement, selon qu'il agit seul, ou avec la grosse portion du *thenar*; il donne le nom d'*anti-thenar*, ou de *demi-inter-osseux* du pouce à un muscle situé entre la premiere phalange de ce doigt & le premier os du *métacarpe*, & qui a ses attaches fixes à la partie antérieure & inférieure de cet os du *métacarpe*, paroît même s'avancer jusqu'à la partie interne & supérieure de la premiere phalange du doigt indice, & va se terminer extérieurement presque tout le long de la premiere phalange du pouce. Cet Auteur donne à ce muscle l'usage d'approcher le pouce du doigt indice. On a confondu jusqu'ici ce muscle avec l'adducteur du doigt indice, que je décrirai ci-après.

Le doigt indice a trois muscles particuliers; sçavoir, un *extenseur*, un *adducteur*, & un *abducteur*. L'*extenseur*, nom-

mé *indicateur* a ſes attaches fixes extérieurement à la partie moyenne & preſque inférieure du *cubitus* , & au ligament *inter-oſſeux*, paſſe enſuite ſous le ligament
annulaire externe & commun, & va gagner le doigt indice pour ſe joindre au
tendon de l'extenſeur commun , & l'ac-
compagner tout le long de ce doigt, juſqu'à la racine de l'ongle.

Le muſcle *adducteur* a ſes attaches fixes
au haut de la partie latérale externe de la
premiere phalange du pouce, à l'os du *carpe* qui la ſoutient , & tout le long de la
partie antérieure du premier os du *métacarpe* , & va ſe terminer à la partie ſupérieure & antérieure de la premiere phalange du doigt indice ; ce muſcle éloigne le
doigt indice des autres doigts en l'approchant du pouce.

Le muſcle , qui approche le doigt indice des trois autres doigts , en l'éloignant
du pouce , eſt le premier des *inter-oſſeux*
internes, que j'ai dit être ſon *abducteur*.

Le petit doigt a trois muſcles *propres* ;
ſçavoir un *extenſeur*, un *abducteur*, & un
adducteur. L'*extenſeur* a ſes attaches fixes
au condyle externe de l'*humerus* , & au
ligament *inter-oſſeux* ; il deſcend le long
de l'avant-bras en confondant ſes fibres
avec celles de l'extenſeur commun, & pro-

duit enfuite un tendon affez grêle qui paffe fous un ligament annulaire & particulier, & va fe terminer extérieurement tout le long des phalanges de ce doigt, en s'avançant jufqu'à la racine de l'ongle, & en s'uniffant au tendon de l'extenfeur commun qui fe termine au même doigt.

Le mufcle *adducteur* eft le dernier des *inter-offeux* internes, qui en agiffant, l'approche des autres doigts.

A l'égard du mufcle *abducteur*, appellé *hypothenar*, il a fes attaches fixes un peu poftérieurement au ligament annulaire interne & commun, & à l'os du *carpe*, nommé *pififorme*, & va fe terminer à la partie poftérieure & fupérieure de la premiere phalange du petit doigt. Il y a un fecond mufcle, que plufieurs confondent avec l'*hypothenar*, & qui n'a aucune attache au petit doigt; il a fes attaches fixes à l'os du *carpe*, nommé *unciforme*, ou *crochu*, & à la portion voifine du ligament annulaire interne & commun; delà fes fibres fe portent plus ou moins obliquement vers la partie interne, & un peu poftérieure du dernier os du *métacarpe*, où ce mufcle fe termine. M. *Winflow* le nomme *métacarpien*, & lui donne l'ufage de contourner le quatriéme os du *métacarpe* vers le pouce, & par ce mouvement de rendre creufe la paume de la main, ce qu'on appelle faire le *gobelet de Diogene*, ce muscle se trouve couvert en partie par l'*hypothenar*.

Des Muscles de la Cuisse.

L'extrêmité inférieure comprend la *cuisse*, la *jambe*, & le *pied*. La *cuisse* se meut en différentes manieres, car outre la liberté qu'elle a de se porter en devant & en arirere, en dedans, & en dehors, c'est-à-dre, de faire la *flexion*, l'*extension*, l'*adduction*, & l'*abduction*; elle peut aussi se mouvoir autour de son axe, ou de sa longueur, en faisant de petits mouvemens de demi-rotation, soit en dedans, soit en dehors; elle peut enfin tournoyer en maniere de fronde, ou faire le mouvement de *circumduction*, communément appellé *mouvement* en *rond*. Ces différens mouvemens font exécutés par l'action de seize muscles. La plûpart des anatomistes ne faisant point attention aux demi-rotations de la cuisse, se sont contentés de distribuer les muscles de cette partie suivant les cinq principaux mouvemens qu'ils y ont reconnus; ils ont dit que la *flexion* étoit faite par trois muscles, nommés *psoas*, *iliaque*, & *pectinæus*, que l'*extension* se faisoit aussi par trois muscles nommés *fessiers*, distingués en *grand*, en *moyen*, & en *petit*, l'*adduction* par les trois *triceps*, & ils ont attribué l'*abduction* aux muscles *quadri-jumeaux*, c'est-à-dire, au *pyriforme*, au *jumeau superieur*, au *jumeau inférieur*, & au *quarré*, & ils ont fait dépendre le mouvement de *circumduction* de l'action des deux muscles *obturateurs*, comptant le *fascia-lata* parmi les muscles de la jambe. Mais l'opinion la plus vraisemblable touchant l'usage de ces muscles & qui paroît même fondée sur une parfaite connoissance des attaches & de la direction de ces organes, est celle qui fait dépendre la *flexion* de la cuisse de l'action du *psoas*, de l'*iliaque*, & du *pectinæus*, & l'*extension* de l'action du *grand fessier* seulement, attribuant son *abduction* au *moyen fessier*, & au *petit fessier*, & son *adduction* aux muscles *triceps* ; à l'égard de ses mouvemens de *demi-rotation*, on attribuë la *demi-rotation* en dehors aux muscles *quadri-jumeaux*, ausquels on ajoute les deux *obturateurs*, comme leurs auxiliaires, & la *demi-rotation* en dedans est attribuée au muscle *fascia-lata*. On croit enfin que le mouvement de *circumduction* de la cuisse, dépend de l'action successive de tous ses muscles.

M. *Winslow* pense que le moyen & le petit *fessier* ne servent à l'*abduction* de la

cuiſſe, que lorſque l'on eſt debout, &
qu'ils font la *demi-rotation* en dehors lorſqu'on eſt aſſis; ce qui eſt le contraire des
quadri-jumeaux, & des *obturateurs* qu'il
croit devoit faire *l'abduction* de la cuiſſe
lorſqu'elle eſt fléchie, & ſa *demi-rotation*
en dehors lorſqu'elle eſt étenduë.

On comprendra aiſément les différentes
fonctions de ces muſcles, lorſqu'ayant
bien examiné leurs attaches & leur direction, on fera réfléxion ſur les changemens qui peuvent y arriver dans les diver-
ſes attitudes.

Le *pſoas* a ſes attaches fixes antérieurement à la partie latérale du corps de la
derniere vertebre du dos, & des quatre
ſupérieures des lombes, & aux apophyſes transverſes de ces mêmes vertebres; il
s'avance enſuite ſur l'os des iles, au côté
intérieur du muſcle iliaque, & ſon tendon ſe joint à celui de ce muſcle, pour ſe
terminer enſemble au petit *trochanter.* Ce
muſcle ſe trouve quelquefois accompagné
d'un autre preſque tout ſemblable, mais
plus petit; on le nomme le *petit pſoas,*
dont j'ai parlé ci-devant.

L'*iliaque* a ſes attaches fixes à la face
interne de l'os des iles, en s'avançant juſqu'à ſa crête, & à ſes épines antérieures, & même juſqu'à l'os ſacrum, ſon

tendon qui eſt conſidérable s'unit à celui du *pſoas*, & ſe terminent enſemble au petit trochanter. Ce muſcle s'attache auſſi par pluſieurs fibres charnuës dans lĕ voiſinage de cette éminence.

Le *pectinæus* a ſes attaches fixes à la partie ſupérieure du *pubis*, près de ſa jonction avec l'os de *iles*, & ſe termine un peu au-deſſous du petit trochanter.

Le *grand feſſier* a ſes attaches fixes un peu poſtérieurement, à la face externe de l'os des iles, à la partie latérale de l'os *ſacrum*, & du *coccyx* : il s'attache auſſi dans toute l'étenduë de deux forts ligamens, qui de l'os *ſacrum* vont ſe rendre à l'épine & à la tubéroſité de l'*iſchion*; ce muſcle paſſe enſuite ſur le grand trochanter, & va ſe terminer quatre travers de doigts au-deſſous, à la partie poſtérieure du *fémur*.

Le *moyen feſſier* a ſes attaches fixes à la face externe de l'os des *iles*, depuis ſon épine antérieure & ſupérieure juſqu'à l'échancrure iſchiatique au-deſſous du *grand feſſier*, & ſe termine par un tendon court & épais à la partie ſupérieure & externe du grand trochanter.

Le *petit feſſier* a ſes attaches fixes aux parties moyenne & inférieure de l'os des *iles*, & à la portion du ligament orbiculaire du *fémur* qui lui répond , & va se terminer par un fort tendon à la partie antérieure du bord supérieur du grand *trochanter.*

Le *triceps* est ainsi dit , parce qu'il a trois têtes , dont on fait communément trois muscles , qui conservent chacun le nom de *triceps* , & que l'on distingue en supérieur, en moyen, & en inférieur.

Le *triceps supérieur* a ses attaches fixes par un fort tendon à la partie antérieure & supérieure du *pubis* , joignant sa symphyse , & se portant obliquement vers la partie interne du *fémur* , il va se terminer par sa portion charnuë, à la partie moyenne & postérieure de cet os.

Le *triceps moyen* a ses attaches fixes à la partie antérieure du *pubis* , immédiatement au-dessous du *triceps* supérieur , & va se terminer aussi à la partie postérieure du *fémur* au-dessus du *triceps* supérieur.

Le *triceps inférieur* a ses attaches fixes antérieurement à toute la branche de l'*Ischion* & à une portion de sa tubérosité, & va se terminer postérieurement à la ligne osseuse du *fémur* depuis le *petit trochanter* , jusqu'au *condyle* interne, auquel il se termine par un tendon assez fort.

Le *pyriforme* ou *pyramidal* a ses attaches fixes à la partie latérale interne de l'os sa-

erum, près de fa jonction à l'os des *iles*, &
paffant fous l'échancrure *ifchiatique*, à laquelle il s'attache auffi, il va fe terminer à
la lévre interne du bord fupérieur du
grand *trochanter*.

Le *jumeau fupérieur* a fes attaches fixes
extérieurement à l'épine de l'*Ifchion*, &
va fe terminer à la partie fupérieure & interne du grand *trochanter*.

Le *jumeau inférieur* a fes attaches fixes
au bord poftérieur de la tubérofité de
l'*Ifchion*, & va fe terminer auffi à la partie
fupérieure & interne du grand *trochanter*.
Ces deux mufcles s'attachent auffi dans
leur route aux endroits de l'*ifchion* & du
ligament orbiculaire du *fémur*, qui leur
répondent, étant unis l'un à l'autre, comme par une membrane particuliere, laquelle forme une gaine où fe trouve logé le tendon du mufcle obturateur interne.

L'*obturateur interne* a fes attaches fixes
intérieurement à la membrane qui ferme
le trou ovalaire, & à prefque toute la
circonférence de ce trou, en s'avançant
jufqu'à l'épine de l'*ifchion*, & fon tendon paffe par une finuofité creufée entre
l'épine & la tubérofité, fur laquelle finuofité il fait un coude, & fe portant enfuite de derriere en devant, va fe termiuer

à la partie supérieure & interne du grand
trochanter. Le tendon de ce muscle depuis son passage par la sinuosité, jusqu'à
son interne, se trouve renfermé dans la
gaine qui est formée par la membrane qui
unit les jumeaux.

Le muscle *quarré* a ses attaches fixes à
la partie latérale externe de la tubérosité
de l'*Ischion*, & va se terminer postérieurement entre les deux *trochanters*, en s'avançant un peu vers la face externe du *fémur*.

L'*obturateur externe* a ses attaches fixes
à la face externe de la membrane qui ferme le trou ovalaire, & à la circonférence
de ce trou; son tendon passe par la sinuosité creusée extérieurement au-dessus de
la tubérosité de l'*ischion*, & se portant un
peu de haut en bas, & de dedans en dehors, va passer derriere le col du *fémur*
pour se terminer à la partie supérieure de
la cavité du grand *trochanter*.

Le muscle communement appellé *fas-
cia lata* a ses attaches fixes antérieurement
à la lévre externe de la crête de l'os des
iles, par un principe en partie charnu &
en partie aponevrotique ; le corps charnu
de ce muscle, qui n'a guéres plus de cinq
travers de doigt de longueur sur deux ou
trois de largeur, étant logé entre les deux

lames d'une aponevrofe dans laquelle ce mufcle fe perd par un grand nombre de fibres tendineufes très-courtes. C'eft la grande étenduë de cette aponevrofe qui a fait donner à ce mufcle le nom de *fafcia lata*, quoique ce nom femble plûtôt devoir appartenir à cette aponevrofe qu'au mufcle même. Cette aponevrofe eft attachée antérieurement à la lévre externe de la crête de l'os des *iles*, depuis fon épine antérieure & fupérieure environ jufqu'au milieu de cette crête, elle s'attache enfuite au grand *trochanter*, & poftérieurement, vers le milieu du *fémur*, à la partie fupérieure du *péroné*, fe continuë tout le long du *tibia* en s'attachant à fa crête, & fe termine enfin à la partie inférieure du *péroné*. Dans ce trajet cette aponevrofe couvre les mufcles qui lui répondent ; fçavoir, une grande portion du *moyen* & du *grand feffier*, & tous les mufcles qui font couchés le long de la cuiffe, principalement ceux de fa partie latérale externe, & ceux qui font couchés antérieurement le long de la jambe entre le *tibia* & le *péroné*. Cette aponevrofe reçoit un très-grand nombre de fibres des mufcles qu'elle couvre, mais fur-tout du *grand* & du *moyen feffier*, & de la *courte tête* du *biceps*, mufcle de la jambe, & de ceux qu'on nomme *péroniers* , & jambier antérieur, de même que du long exten- ſeur des *orteils*, avec leſquels muſcles cet- te aponevroſe ſe trouve comme confon- duë.

Il eſt bon d'obſerver qu'à l'égard de la plûpart de ces muſcles , cette aponevro- ſe leur fournit des cloiſons qui les ſépa- rent les uns des autres. La même choſe ſe remarque à l'égard de l'aponevroſe qui couvre les muſcles de l'avant-bras , & principalement ceux qui ſont couchés ex- térieurement entre ſes deux os.

C'eſt une attention que doivent faire les jeunes Chirurgiens, & qui doit les en- gager à ne point ménager ces aponevro- ſes , lorſqu'il eſt queſtion de les inciſer, comme dans les abſcès profonds , les playes d'armes à feu , &c. Car ils doi- vent dans tous ces cas, ne pas ſe contenter ſeulement de couper ces aponevroſes ſui- vant leur longueur , il faut encore qu'ils les coupent en travers , & qu'ils portent même les inciſions juſqu'à ces cloiſons qui pénétrent l'intervalle des muſcles; & cela, plus ou moins, ſuivant les circonſ- tances de la maladie. Ce que je viens de dire au ſujet des aponevroſes des muſ- cles des extrêmités , doit s'appliquer à celles du reſte du corps, qu'on ne doit point en général ménager dans les cas, où l'on croit qu'il est nécessaire de les couper.

Des Muscles de la Jambe.

La jambe, que j'ai dit dans l'Ostéologie, être composée du *tibia* & du *péroné*, ne fait ses mouvemens que par l'articulation du tibia avec le fémur. Ces mouvemens ne se bornent pas à la fléxion, & à l'extension, la jambe peut aussi, étant à demi fléchie, faire des petites rotations en dedans, & en dehors. Tous ces différens mouvemens sont exécutés par l'action de dix muscles. On en compte quatre pour l'*extension*, & six pour la *fléxion*. Les muscles *extenseurs* sont le *grêle antérieur*, le *vaste interne*, le *vaste externe*, & le *crural*. Les *fléchisseurs* sont le *biceps*, le *demi-nerveux*, le *demi-membraneux*, le *grêle interne*, le *couturier*, & le *poplité*.

Le *grêle antérieur* a ses attaches fixes à l'os des *iles* par un tendon qui a deux branches, une longue & une courte, celle-ci vient de son épine antérieure & inférieure; & la longue qui est un peu courbée, vient de la partie inférieure & externe de cet os, immédiatement au-dessus du bord de la cavité *cotyloïde*, & s'étend environ l'espace de deux travers de doigt : Ce tendon se perd dans le corps du muscle , qui descend antérieurement le long de la cuisse , & parvenu dans sa partie inférieure , il communique avec le muscle *crural* & les deux *vastes* , & ils se terminent tous à la *rotule* , & au *tibia* , comme je dirai ci-après.

Le *vaste interne* a ses attaches fixes le long de la face interne du *fémur* , depuis le petit *trochanter* , au-dessus duquel il s'avance jusques près du condyle interne. Ce muscle se trouve joint dans toute sa longueur avec le triceps inférieur par une aponevrose , laquelle est percée dans sa partie inférieure , pour le passage de l'artére , & de la veine crurale,

Le *vaste externe* a ses attaches fixes le long de la face externe du *fémur* depuis le grand *trochanter* jusques près du condyle externe.

Le *crural* a ses attaches fixes tout le long de la face antérieure du *fémur* , & parvenu dans la partie inférieure de cet os , il se perd par plusieurs fibres aponevrotiques dans la partie postérieure du tendon du *grêle* antérieur , lequel va se terminer à toute la partie supérieure de la rotule : quelques fibres de ce tendon se détachent des autres pour couvrir la face externe de la rotule , à laquelle elles s'attachent fi étroitement, qu'elles femblent lui tenir lieu de périofte, & fe perdent enfin dans le ligament qui la joint au *tibia*. A l'égard des deux *vaftes*, ils fourniffent dans leur partie inférieure un grand nombre de fibres aponevrotiques, qui s'uniffent latéralement au tendon du *grêle* antérieur, & continuant leur chemin, s'attachent auffi aux parties latérales de la rotule, s'avancent même jufqu'à fon ligament, & fe pendent enfin aux portions du *tibia* qui leur répondent.

Il faut obferver que le *crural* fournit quelques fibres qui s'attachent à la membrane capfulaire de l'articulation commune à la *rotule*, au *fémur* & au *tibia*; le principal ufage de ces fibres, eft d'empêcher que cette membrane ne fe trouve pincée dans les mouvemens de l'articulation. On doit dire la même chofe à l'égard des fibres du *fur-épineux*, du *fous-épineux*, du *petit rond*, & du *fous-fcapulaire*, mufcles du bras qui s'attachent à la membrane capfulaire de l'articulation, & de celles des mufcles extenfeurs de l'avant-bras, &c.

Le *biceps* eft compofé de deux portions ou têtes, d'inégale longueur, la plus longue a fes attaches fixes poftérieurement à la tubérofité de l'*ifchion*; & la plus courte, au côté extérieur de la ligne offeufe du *fémur*, à quatre travers de doigt ou environ au-deffus de fes condyles. Cette derniere s'attache auffi à l'aponevrofe du *Fafcia lata*, qui dans cet endroit, fait comme une cloifon entre le *biceps* & le *vafte* externe : ces deux portions fe réüniffent enfuite pour ne former enfemble qu'un feul corps de mufcles, dont il part un tendon qui va fe terminer à la partie fupérieure & externe du *péroné*.

Le *couturier* a fes attaches fixes par un tendon fort court, à l'épine antérieure & fupérieure de l'os des *iles*. Il s'avance enfuite obliquement fur le devant de la cuiffe pour venir gagner le côté intérieur du genou, d'où il fe porte vers la face interne du *tibia*, où il fe termine en s'avançant jufqu'à fa crête, un peu au-deffous de fa tubérofité. Le corps de ce mufcle eft renfermé dans une efpece de gaine formée par l'expanfion du *fafcia lata* ; & fon tendon inférieur paroît auffi être bridé par une gaine aponévroëtique, qui le tient affuré dans fon contour oblique.

Le *grêle interne* a fes attaches fixes au bord de la branche inférieure de l'os *pubis* proche de fa fymphyfe, & defcend le long de la partie interne de la cuiffe ; fon tendon se porte obliquement vers la face interne du *tibia*, où il se termine en s'avançant jusqu'à sa crête, immédiatement au-dessous du tendon du couturier.

Le *demi-nerveux* a ses attaches fixes à la tubérosité de l'*ischion*, & confond ses fibres avec la longue tête du *biceps*, environ l'espace de trois travers de doigt : il se porte ensuite le long de la partie postérieure de la cuisse, & vers le côté interne du genou, au-dessus duquel il forme un tendon rond & grêle, qui s'avance en s'élargissant vers le haut de la face interne du tibia; auquel endroit il se termine en se continuant jusqu'à sa crête, environ un pouce & demi au-dessous de sa tubérosité, & immédiatement sous le tendon du grêle interne. Les tendons de ces trois muscles s'unissent les uns aux autres au tibia, où ils forment une aponevrose commune, laquelle se prolonge obliquement sur la face interne de cet os, jusqu'à environ trois à quatre travers de doigt au-dessous de sa tubérosité.

On doit observer dans l'amputation de la jambe, de ne point couper les expansions aponevrotiques, tant de ses muscles fléchisseurs, que des extenseurs ; ce que l'on évitera en faisant cette opération quatre travers de doigt au moins au-desfous de la tubérofité du tibia. Le moignon qui reftera après la guérifon, aura par ce moyen une longueur fuffifante pour trouver un appui folide fur la jambe de bois, & on évitera par cette précaution une artére qui fe gliffe obliquement dans l'épaiffeur du tibia pour aller fe diftribuer à la moëlle, & dont l'hémorragie pourroit embaraffer le Chirurgien qui ne feroit point prévenu de la route particuliere de ce vaiffeau.

Le *demi-membraneux* a fes attaches fixes à la tubérofité de l'*ifchion* par un tendon aponevrotique, defcend poftérieurement le long de la cuiffe, & va fe terminer au haut du *tibia*, à fa partie poftérieure & interne.

Le mufcle *poplité*, ou *jarretier*, a fes attaches fixes par un tendon fort court, au bord extérieur du condyle externe, & fe portant obliquement de haut en bas, & de dehors en dedans, va fe terminer à la partie poftérieure & fupérieure du *tibia*. Ce mufcle dans ce trajet s'attache à la membrane capfulaire de l'articulation. C'eft à l'action alternative des mufcles *biceps*, & *poplité* que l'on doit attribuer les petites rotations que la jambe fait, étant à demi-fléchie ; fçavoir, la rotation en dehors au mufcle *biceps*, & celle que la jambe fait en dedans au *poplité.*

Il faut remarquer que les fonctions des muſcles de la jambe ne ſe bornent pas aux ſimples mouvemens qu'on leur aſſigne communement ; ce que l'on comprendra ſans peine, ſi ayant bien examiné leur direction, & la diſpoſition particuliere de leurs attaches, on ſe rappelle cè qui a été dit en général ſur l'action des muſcles uniquement attachés aux os. Le grêle antérieur, par exemple, à raiſon de ſon attache à l'os des iles, ne ſemble-t'il pas pouvoir fléchir la cuiſſe, indépendemment de ſon uſage pour l'extenſion de la jambe ? Le couturier, outre la fléxion de la jambe à laquelle il a part, ne ſert-il pas auſſi à la demi - rotation de la cuiſſe, en dehors, ſoit qu'elle ſoit étenduë, ou fléchie ? Quand il opere cette demi-rotation, la jambe étant fléchie, il fait croiſer cette jambe avec l'autre, comme il ſe voit dans la ſituation des tailleurs, lorſqu'ils ſont à leur ouvrage ; & c'eſt delà que ce muſcle a reçu le nom de *couturier.*

Des Muſcles du Pied.

Le pied eſt joint à la jambe au moyen de l'*aſtragal*, dont l'articulation avec le tibia ne permet au pied que la *fléxion* &

l'*extenfion*, fes mouvemens latéraux fe faifant fur l'articulation de l'*aftragal* avec l'os fcaphoïde, & fur celle du *calcaneum* avec le *cuboïde*, comme je l'ai dit ailleurs. On compte huit mufcles pour l'exécution de ces mouvemens ; fçavoir, deux pour la *fléxion*, & fix pour l'*extenfion*. Les mufcles *fléchiffeurs* font le *jambier antérieur*, & le *court péronnier*. Les *extenfeurs* font les deux *jumeaux*, le *foléaire*, le *plantaire*, le *jambier poftérieur*, & le *long péronier*. Quant aux mouvemens latéraux du pied, c'eft-à-dire, fon *adduction*, & fon *abduction*, on croit qu'elles dépendent principalement de l'action alternative du mufcle *jambier poftérieur*, & du *long péronier* ; & l'on attribuë l'*adduction* au *jambier poftérieur*, & l'*abduction* au *long péronier*.

Le *jambier antérieur* a fes attaches fixes aux parties fupérieure & moyenne de la face externe du tibia, en s'avançant jufqu'à fa crête, au ligament inter-offeux, & à la face interne de l'aponevrofe qui couvre ce mufcle : Son tendon va paffer fous un ligament annulaire particulier, & fe terminer à la face interne du premier os *cunéiforme*, & à la partie poftérieure du premier os du *métatarfe*.

Le *court péronier*, ou *péronier antérieur*, a fes attaches fixes antérieurement aux partie moyenne & inférieure du péroné, & auſſi à la ſurface interne de l'aponevroſe qui couvre ce muſcle : Son tendon paſſe derriere la malléole externe à travers un ligament annulaire qui lui eſt commun avec le *grand péronier*, & va ſe terminer à la tubéroſité du cinquiéme os du *méta-tarſe.*

Les deux *jumeaux*, ſurnommés les *gaſ-trocnemiens*, ont leurs attaches fixes poſ-térieurement au fémur immédiatement au - deſſus de ſes condyles, & forment vers le milieu de la jambe un tendon com-mun aponevrotique, qui va s'unir à ce-lui du muſcle Soléaire, comme je dirai ci-après.

Le *soléaire* a ſes attaches fixes poſté-rieurement à la partie ſupérieure & preſ-que moyenne du tibia & du péroné, & ſe termine par un tendon très-fort & aſ-ſez large, qui s'unit très-étroitement avec le tendon commun des *jumeaux*, pour for-mer enſemble celui que l'on nomme le tendon d'Achille, ou corde d'Hippocra-te, qui va s'attacher à la partie poſtérieu-re du *calcaneum.*

Le *plantaire* eſt un muſcle dont le corps charnu n'a guéres que deux pouces de longueur ſur un de largeur : Il a ſes at-taches fixes au condyle externe du fémur; & fon tendon, qui eft plat & très-délié, fe gliffe entre les deux jumeaux & le foléaire, & vient fe joindre au bord intérieur du tendon d'Achille jufqu'à fa partie inférieure, où il fe confond avec ce tendon, & fe termine poftérieurement au calcaneum. Le *plantaire* n'a aucune communication diftincte avec l'aponevrofe qui couvre la plante du pied.

Quoique le tendon d'Achille foit très-fort, on l'a vû néanmoins fe rompre plus d'une fois, fans aucune léfion à la peau, par de violentes extenfions du pied, comme en fautant, en danfant, &c.* La même chofe eft arrivée au tendon du mufcle grêle antérieur un peu au-deffus de la rotule, & au fort ligament qui attache la rotule au tibia, & cela par de violens efforts pendant lefquels ces parties ont fouffert des tenfions extrémes; on pourroit même dire que les fractures en travers de la rotule font fouvent produites par la même caufe. M. Petit dit avoir vû quantité de rotules ainfi caffées par des faux pas & des efforts, fans qu'aucun corps eût frappé le genou. M. Boudou ** m'a affuré avoir vû plufieurs fois la rotule caffée par une caufe

* Voyez Paré, Liv. X. Chap. XLII. & M. Petit, dans fon Traité des Malad. des Os. 1736.
** Chirurgien-Major de l'Hôtel-Dieu de Paris.

femblable. * M. Ruifch dit auffi avoir vû la même chofe.

Le *jambier poftérieur* a fes attaches fixes aux parties fupérieure & moyenne du tibia & du péroné : Son tendon paffe derriere la malléole interne à travers un ligament annulaire particulier, & fe termine à la partie inférieure du *fcaphoïde*.

Le *long péronier*, ou le *péronier poftérieur*, a fes attaches fixes aux parties fupérieure & moyenne du péroné; fon tendon paffe derriere la malléole externe par un ligament annulaire qui lui eft commun avec le *court péronier*, & va gagner la finuofité du cuboïde, pour fe terminer enfin poftérieurement à la partie inférieure & externe du premier os du *métatarfe* & du grand os *cunéïforme*.

Des Mufcles Communs des Orteils.

Les *orteils*, ou les *doigts* du pied, peuvent fe mouvoir en autant de manieres que ceux de la main : Les mufcles qui exécutent ces différens mouvemens, ont auffi été diftingués en communs & en propres; & les uns & les autres ont reçu outre cela les noms de *fléchiffeurs*, *d'ex-tenfeurs*, *d'adducteurs* & *d'abducteurs* par

* Voyez Ruifch, Obferv. Medico-Chir. 1691.

rapport à leurs différentes fonctions.

On compte pour l'ordinaire deux *fléchisseurs* communs, un *court* & un *long*, deux *extenseurs*, aussi distingués en *long* & en *court* ; & on regarde les lumbricaux & les inter-osseux inférieurs comme les *adducteurs* des orteils, & les inter-osseux supérieurs, comme leurs *abducteurs*.

Avant que de découvrir le premier des muscles *fléchisseurs* communs, nommé le *court*, il faut enlever une aponevrose très-forte, sous laquelle il est caché. On la nomme *aponevrose plantaire* : Elle se trouve étroitement attachée à la partie inférieure de la tubérosité du *calcaneum*, se continuë ensuite le long du milieu de la plante du pied, en fournissant des fibres sur ses parties latérales, de même qu'à la peau & au muscle *court fléchisseur*, avec lequel elle paroît se confondre à son commencement, & elle se termine enfin par quatre portions aux parties antérieure & inférieure des quatre derniers os du *métatarse*. Ces portions sont fenduës pour le passage des tendons fléchisseurs des orteils.

Le *court fléchisseur* a ses attaches fixes à la partie antérieure & inférieure de la tubérosité du *calcaneum*, & se porte en devant en se partageant en quatre portions

charnuës, qui fourniſſent chacune un tendon qui va ſe terminer à la partie inférieure & moyenne de la ſeconde phalange des
quatre derniers orteils : ces orteils ſont fendus, de même que le ſont ceux du *ſublime* dans la main.

Le *long fléchiſſeur* a ſes attaches fixes
poſtérieurement preſque tout le long du
tibia : Son tendon paſſe derriere la malléole interne par un ligament annulaire
particulier, & va gagner la plante du
pied, où il ſe joint à une maſſe charnuë
qui vient de la partie moyenne & inférieure du *calcaneum*, & que l'on regarde comme une ſeconde portion de ce muſcle. Ce
même muſcle ſe termine enſuite par quatre tendons à la troiſiéme phalange des
quatre derniers *orteils* : ces tendons paſſent
par les fentes des tendons du muſcle *court
fléchiſſeur*, & ſont renfermés dans une gaine qui leur eſt commune, laquelle eſt diſpoſée à peu près de même que celle qui
renferme les tendons du *ſublime* & du *profond* dans la main.

Le *long extenſeur* a ſes attaches fixes antérieurement au ligament *inter-oſſeux*, &
tout le long de la face interne du *péroné* :
Il s'attache auſſi par ſa partie ſupérieure
au *tibia*. Ce muſcle paſſe ſous le ligament annulaire externe & commun, où

il produit cinq tendons, dont il y en a
quatre qui vont se perdre le long de la
partie supérieure des quatre derniers orteils, & le cinquiéme se termine à la partie postérieure & supérieure du dernier os
du *métatarse*.

Quelques Anatomistes font un muscle
particulier de la portion charnuë, qui répond à ce dernier tendon : Ils le comptent
parmi les fléchisseurs du pied ; & lui donnent le nom de *petit péronier*, à cause de
son attache au *péroné*.

Le *court extenseur*, surnommé le *pé-
dieux*, a ses attaches fixes à la partie antérieure & supérieure du *calcaneum*, &
se partage en quatre portions charnuës,
qui produisent autant de tendons qui vont
se rendre obliquement de dehors en dedans aux phalanges ; sçavoir, le premier
à la premiere du gros orteil, & les trois
autres vont s'unir avec ceux du long extenseur, pour se rendre le long des phalanges des trois *orteils* suivans. Les tendons du court passent sous les tendons du
long extenseur, avec lesquels ils se croisent un peu.

Les *lumbricaux* ou *vermiculaires* font au
nombre de quatre, ils se détachent des
tendons du long fléchisseur, & se terminent par autant de petits tendons aux

premieres phalanges des quatre derniers *orteils* , à peu près comme dans la main.

Les *inter-offeux* ne font pour l'ordinaire qu'au nombre de fept ; fçavoir, quatre fupérieurs & trois inférieurs. Le premier des fupérieurs a fes attaches fixes le long de la face interne de l'os du *métatarfe*, qui foutient le fecond *orteil*, & fe termine par un tendon grêle , au côté intérieur de la premiere phalange de cet orteil, pour l'aprocher du premier.

Les trois autres font attachés par plufieurs fibres charnuës aux faces internes des trois derniers os du *métatarfe* , & par quelques-unes aux faces externes du fecond, du troifiéme & du quatriéme , & ils fe terminent auffi par des tendons grêles au côté extérieur de la premiere phalange du fecond, du troifiéme & du quatriéme *orteil* , pour les éloigner du premier.

Le premier des *inter-offeux* inférieurs a fes attaches fixes le long de la partie interne & inférieure du troifiéme os du *métatarfe* , & fe termine au côté intérieur de la premiere phalange du troifiéme *orteil*, pour le porter du côté du premier.

Le *fecond* répond au quatriéme os du *métatarfe* : Il a fes attaches fixes le long de

la partie interne & inférieure de cet os,
& aux ligamens voifins, & fe termine au
côté intérieur de la premiere phalange du
quatriéme *orteil*, pour le porter du côté
du premier.

Le *troifiéme* a fes attaches fixes le long
de la partie interne & inférieure du cinquiéme os du *métatarfe*, & fe termine au
côté intérieur de la premiere phalange du
dernier *orteil*, pour le porter du côté du
premier. Ce dernier *inter-offeux* a la plûpart de fes fibres confonduës avec celles
du mufcle du petit orteil, nommé *hypo-
thénar*.

On voit par ce que je viens de dire que
des quatre mufcles *inter-offeux* fupérieurs,
le premier eft adducteur du fecond *orteil*,
& que le fecond, le troifiéme, & le quatriéme font les abducteurs du fecond *orteil*, du troifiéme & du quatriéme ; & que
des trois *inter-offeux* inférieurs, le premier eft adducteur du troifiéme *orteil*,
le fecond eft l'adducteur du quatriéme,
& le troifiéme eft l'adducteur du petit
orteil.

Des Mufcles propres des Orteils.

Il n'y a que le *gros orteil* & le *petit*,
qui ayent des mufcles propres.

Le gros orteil a cinq muscles propres; un *fléchiffeur*, un *extenfeur*, un *adducteur*, nommé *thénar*, & deux *abducteurs*; fçavoir, l'*anti-thénar*, & le *quarré*.

Le *fléchiffeur* a fes attaches fixes, poftérieurement aux parties moyenne & inférieure du *péroné*; fon tendon fe porte obliquement fous la malléole interne, pour aller gagner une goûtiere qui eft au haut de la face interne du *calcaneum*, où ce tendon paffe par un ligament annulaire particulier, & continuant fon chemin fous la plante du pied, il fe joint au tendon du long fléchiffeur commun des *orteils*; & après avoir communiqué avec ce mufcle, il va fe terminer à la partie inférieure de la derniere phalange du gros *orteil* : Le tendon de ce mufcle fe trouve renfermé dans une gaine membraneufe, de même que les fléchiffeurs des autres orteils.

L'*extenfeur* a fes attaches fixes aux parties moyenne & inférieure de la face interne du *péroné*, au ligament *inter - offeux* : Son tendon paffe fous le ligament annulaire commun, fe gliffe dans une gaine membraneufe qui l'accompagne jufqu'à la bafe de la premiere phalange du gros orteil, où il s'attache, & fe continue jufqu'à la racine de l'ongle.

Le *thénar* a fes attaches fixes à la partie

interne du *calcaneum*, à celle du *scaphoïde*, & du grand os *cunéiforme*, & aussi à la partie interne & inférieure du premier os du *métatarse*, & se termine à la partie postérieure & interne de la premiere phalange du gros orteil. Ce muscle pourroit être distingué en trois portions.

L'*anti-thénar* a ses attaches fixes à la partie postérieure & inférieure du second, troisiéme & quatriéme os du *métatarse*, & des ligamens voisins, & se termine à la partie postérieure & externe de la premiere phalange du gros *orteil*, & à l'os *sésamoïde* le plus voisin.

Le muscle *quarré*, nommé par d'autres le *transversal* à raison de sa situation, est couché transversalement le long de la partie antérieure & inférieure des quatre derniers os du *métatarse* dans l'endroit où ils s'articulent aux orteils, & il a ses attaches fixes aux ligamens qui joignent ces os ensemble par trois principes ou portions charnuës très-grêles & de différente grandeur ; & il va se terminer à la partie postérieure & externe de la premiere phalange du gros orteil en se confondant avec l'*anti-thenar*.

On découvre le long de la plante du pied extérieurement une masse charnuë, dont on ne fait communément qu'un seul mufcle, auquel on donne le nom d'*hypo-thénar*, & que l'on regarde comme l'ab-ducteur du petit orteil ; cependant, fi on l'examine avec attention, on trouve qu'elle forme trois mufcles, que M. *Winflow* a nommés *métatarfien, grand para-thénar, & petit para-thénar*. Le *métatarfien* a fes attaches fixes le long de la partie inférieure du *calcaneum*, en fe portant un peu vers la partie externe de la plante du pied, où il va fe terminer par un fort tendon à l'avance poftérieure & externe du dernier os du *métatarfe*. L'attache de ce mufcle au *calcaneum*, fe trouve au-deffus de celle du court fléchiffeur commun des orteils ; & elle eft couverte prefque entierement par une aponevrofe, dont les fibres fe réuniffent pour former le tendon de ce mufcle.

Le *grand para-thénar* a fes attaches fixes le long de la partie inférieure & externe du *calcaneum*, depuis fa tubérofité jufqu'à fa partie antérieure, fe trouvant confondu avec le *métatarfien*, & il fe gliffe enfuite fous l'avance du dernier os du *métatarfe*, pour aller fe terminer par un tendon affez fort à la partie poftérieure & externe de la premiere phalange du petit orteil.

Le *petit para-thénar* a fes attaches fixes le long de la partie inférieure & un peu externe du dernier os du *métatarfe*, & va fe terminer par un tendon aſſez fort à la partie inférieure & un peu externe de la premiere phalange du petit orteil.

Le *métatarſien*, entraînant le cinquiéme os du *métatarſe* vers la plante du pied, entraîne auſſi le quatriéme qui lui eſt joint étroitement, & faiſant ainſi rétrécir la plante du pied, en rend la largeur plus voûtée. Le muſcle *transverſal* paroît devoir ſeconder le *métatarſien* dans ce rétréciſſement de la plante du pied, de même que l'*anti-thénar*.

Le *grand para-thénar* ſert particuliérement à écarter le petit orteil des quatre autres, & le *petit para-thénar* ſert à fléchir la premiere phalange de cet orteil : Ces muſcles aident auſſi à voûter la plante du pied ; ce qui eſt très-néceſſaire lorſqu'on veut grimper en ſe cramponant avec les pieds.

Fin de la Myologie.

TABLE

Des Sections, des Chapitres & des
Articles contenus dans ce premier
Volume.

SECONDE PARTIE.

DE LA SARCOLOGIE.

SECTION PREMIERE..

DE LA MYOLOGIE.

Fin de la Table du premier Volume.